运动损伤的诊治

贺　明　等　主编

中国纺织出版社有限公司

图书在版编目(CIP)数据

运动损伤的诊治 / 贺明等主编. -- 北京：中国纺
织出版社有限公司, 2020.7
　　ISBN 978-7-5180-7586-7

　　Ⅰ.①运… Ⅱ.①贺… Ⅲ.①运动性疾病—损伤—诊
疗 Ⅳ.①R873

　　中国版本图书馆 CIP 数据核字(2020)第 120413 号

责任编辑:樊雅莉　　　责任校对:高涵　　　责任印制:王艳丽

中国纺织出版社有限公司出版发行
地址:北京市朝阳区百子湾东里 A407 号楼　邮政编码:100124
销售电话:010—67004422　传真:010—87155801
http://www.c-textilep.com
中国纺织出版社天猫旗舰店
官方微博 http://weibo.com/2119887771
北京玺诚印务有限公司印刷　各地新华书店经销
2020 年 7 月第 1 版第 1 次印刷
开本:787×1092　1/16　印张:10
字数:246 千字　定价:68.00 元

凡购本书,如有缺页、倒页、脱页,由本社图书营销中心调换

序

运动损伤多数是由于训练不当、局部过劳造成的急性或慢性损伤,缺乏运动常识的普通人群可能因此不仅达不到锻炼身体的目的,反而损害身体健康。运动损伤具有一定的规律性,并与人体的局部解剖特点和生物力学机制密切相关,因此掌握其规律性不仅可以降低运动人群运动损伤的概率,而且可以掌握快速康复的技巧和策略。

本书主要研究内容是在健身运动中可能遇到的运动损伤及其相对应的预防治疗策略。本书既为专业医务人员提供理论知识,也为广大运动爱好者提供基于现实生活的实践经验,能够使更多的体育爱好者安全有效地完成体育运动,这是编者最大的愿望。

尽管编者在编写过程中反复斟酌内容,但是由于水平有限,书中存在的不当之处在所难免,敬请广大读者及时提出批评与指正,以便编者进行后续的修订和改正。

贺　明

2020.8

目　录

第一章 运动损伤概述

第一节 运动损伤概念界定

一、运动损伤的概念

人类身体是一个有机的整体,包括骨骼、皮肤等器官组织在内,都起到保护这个有机整体完整性的作用。但在外界各种力量作用下,人体器官可能产生一些功能性或者器质性上的损坏,并引发一系列的身体反应,包括全身反应和局部反应,我们统称为损伤。体育运动由于具备一定的对抗性和重复性,容易造成身体的损伤,这就是本书要讨论的中心内容——运动损伤。

运动损伤不同于日常生活中的损伤。日常生活中的损伤往往具有一定的随机性,如车祸损伤、高空跌落损伤等。与此同时,运动损伤与工作中的损伤也存在一定的相似性,它与所从事的运动项目的技术特征具有十分紧密的关系。很多运动损伤是由于某一特定动作的不断重复引起的,有些损伤则与项目本身所要求的一些动作有关。因此,很多运动损伤的名称是以其运动项目来命名的,如"网球肘"(肱骨外上髁炎)、"跳跃膝"(髌腱末端病)等。运动损伤也常与运动训练水平、运动环境与条件等因素相关。

通常,人们对运动损伤发生原因的常识性理解包含如下几个方面:运动损伤的发生源于对运动成绩的过度追求,如很多职业运动员训练过度,在退役后伤病缠身,大多与在运动训练过程中对运动成绩的过度追求有关。还有就是在运动过程中的激烈碰撞,如篮球运动中运动员之间的身体碰撞,有些碰撞造成的损伤很有可能是不可逆的,经治疗后虽然达到康复但仍会遗留下一些后遗症。另外还包括运动训练水平不够导致的损伤,如青少年和儿童掌握的训练技术欠缺而过度训练等。

综上所述,了解运动损伤、运动损伤产生的原因和影响因素,是提升运动损伤预防能力的重要途径,也可影响运动科学研究的方向。本节内容旨在为了解运动损伤与预防梳理一条新的研究思路。我们在总结前人研究成果的基础上,将运动损伤的相关概念、运动损伤的影响因素、运动损伤的病理、运动损伤的处理方法等内容进行了系统化整理,并针对身体不同部位的解剖学特征和我们在运动损伤领域的研究成果,为大家提供一些实践性的操作方法。

二、常见的运动损伤类型

为了更好地研究运动损伤,我们对常见的运动损伤类型进行了总结。因为运动损伤学科发展的动态性,本节总结的未必完整,仅是从研究角度对其进行了罗列。试图将与健身相关的一些运动损伤,整理出来供大家参考。健身人士的常见损伤大部分涉及骨骼、软组织系统和神经系统。为了便于阅读,本节内容从较基础的知识角度对这些运动损伤类型进行了论述。

(一)骨折

骨折表现为骨、软骨或两者之间的连续性完全或部分中断。骨折是指骨结构的连续性完全或部分断裂。多见于儿童及老年人,中青年人也时有发生。患者常为一个部位骨折,少数为多发性骨折。

经及时恰当处理,多数患者患处能恢复原来的功能,少数患者可遗留有不同程度的后遗症。骨折是最常见的运动损伤之一,特别是在对抗性较强的运动中,如足球、篮球等,运动员发生骨折损伤概率较高。

1.骨折的类型

可以分为以下三类:第一类根据骨折处皮肤或黏膜的完整性分类,可分为开放性骨折和闭合性骨折,开放性骨折患者发生感染的概率要明显高一些;第二类是根据骨折的程度和形态进行分类,可分为不完全性骨折和完全性骨折,完全性骨折又可以根据骨折线方向和形态分为横形骨折、斜形骨折、螺旋形骨折、粉碎性骨折、嵌插骨折和压缩性骨折;第三类是根据骨折端的稳定程度进行分类,可分为稳定性骨折和不稳定性骨折,不稳定性骨折根据移位情况分为成角移位、侧方移位、短缩或分离移位以及旋转移位5种。

2.造成骨折的原因

造成骨折的原因主要有三种,即直接暴力损伤、间接暴力损伤和积累性过劳损伤。

(1)直接暴力损伤:暴力直接作用于骨骼某一部位,使该部位发生骨折,并常伴不同程度软组织损伤。如在足球运动中,运动员小腿遭受碰撞,导致胫腓骨骨干骨折;跳跃类运动中着地身体部位不当,也容易导致锁骨骨折。体适能训练往往不具备过高的对抗性,这类运动损伤概率较低,但也不排除因为器械的使用不当导致意外,产生直接暴力损伤。

(2)间接暴力损伤:间接暴力作用是通过纵向传导、杠杆作用或扭转作用使身体发生骨折,如从高处跌落足部着地时,躯干因重力原因急剧向前屈曲,胸腰脊柱交界处的椎体发生压缩性或爆裂骨折。在体适能训练中,小器械训练容易导致该类损伤。

(3)积累性过劳损伤:长期、反复、轻微的直接或间接损伤可导致肢体某一特定部位骨折,又称疲劳骨折,如远距离行走易致第二、第三跖骨骨折。这类骨折损伤常见于体适能训练,与体适能训练强度的安排和普及科学性等息息相关。

3.骨折的全身体征

骨折的全身体征主要体现在以下两个方面。

(1)休克:对于多发性骨折、骨盆骨折、股骨骨折、脊柱骨折及严重的开放性骨折,患者常因广泛的软组织损伤、大量出血、剧烈疼痛或并发内脏损伤等而引起休克。

(2)发热:人体骨折处有大量内出血,造成血肿,会导致体温略有升高,但一般不超过38℃。开放性骨折体温升高应考虑感染的可能,其病理原因存在明显差异。

4.骨折的特有体征

骨折还有很多局部性特征,具体如下。

(1)畸形:骨折端移位可使患肢外形发生改变,主要表现为缩短、成角、延长。严重畸形往往伴随着开放性损伤,这类损伤易于观察,表现很明显。

(2)异常活动:正常情况下肢体不能活动的部位,骨折后出现不正常的活动表现,如手臂的弯曲范围明显扩大等。

(3)骨擦音或骨擦感:骨折后两骨折端相互摩擦撞击,可产生骨擦音或骨擦感。这类表现受伤者感受十分明显,也易于观察。

以上体征是诊断骨折的充分而非必要条件,只要发现其中之一即可确诊,但未见此种体征者不能排除骨折的可能,如嵌插骨折、裂缝骨折。一般情况下不要为了诊断而检查上述体征,因为这会加重损伤。

(二)脱臼

脱臼也称关节脱位,是指构成关节的上下两个骨端偏离了正常的位置,发生了错位。关节脱位大多数为暴力作用所致,以肩、肘、下颌及手指关节最易发生。

关节脱位一般表现为关节处疼痛剧烈、关节的正常活动丧失以及关节部位出现畸形。临床上可分损伤性脱位、先天性脱位及病理性脱位等几种情形。关节脱位后,关节囊、韧带、关节软骨及肌肉等软组织也有损伤,另外关节周围肿胀,会有血肿,若不及时复位,血肿肌化,关节粘连,使关节不同程度丧失功能。

关节脱位具有一般损伤的症状和脱位的特殊性,表现为受伤后,关节脱位导致疼痛、活动困难或不能活动,脱位通常见于活动较多的关节,如踝、膝、髋、肩、腕、肘关节,但最常见的是肩关节。那些一般情况下活动度差的关节,如在骨盆的关节,当与关节固定在一起的韧带被牵拉或撕裂时,也能被暴力分开而导致脱位。脊柱椎骨的脱位如果损害神经可能危及生命。如果脊柱脱位损伤脊髓有可能导致瘫痪。

1.脱臼的一般症状和体征

(1)疼痛明显,脱臼伴随着明显的疼痛感,且疼痛明显存在于关节位置。

(2)关节明显肿胀,由于关节脱臼,产生了相应的软组织损伤,会形成很明显的肿胀,有经验的医生,可以通过关节部位肿胀的状态和相应的形态,迅速判断伤者是否关节脱臼。

(3)关节失去正常活动功能,出现功能障碍。脱臼导致了关节力量传导的失效,使得脱臼部位牵引的肢体失去正常的活动能力,必须立即进行治疗。

2.脱臼的特殊表现

(1)畸形:关节脱位后肢体出现旋转、内收或外展和外观变长或缩短等畸形,与健康的一侧不对称畸形是脱臼后比较严重的状态,主要是由于外力所致。脱臼后,外力造成了患处逆向的旋转或弯折,由于脱臼使得关节力量无法维持,产生畸形状态。

(2)弹性固定:关节脱位后,未撕裂的肌肉和韧带可将脱位的肢体保持在特殊的位置,被动活动时有一种抵抗和弹性的感觉。

(3)关节窝空虚:当关节失去正常的对合关系以后,原来正常的关节窝常常可以触及空虚感。

(三)肌肉拉伤

肌肉拉伤指的是软组织过度牵拉、过度用力或过度使用,对肌肉的损伤程度不如扭伤严重,肌肉拉伤可能由轻微的外伤或不适应的重复创伤导致。肌肉拉伤是肌肉在运动中急剧收缩或过度牵拉引起的损伤。这在引体向上和仰卧起坐练习时容易发生。肌肉拉伤后,拉伤部位剧痛,用手可摸到肌肉紧张形成的索条状硬块,触痛明显,局部肿胀或皮下出血,活动明显受到限制。

1.造成肌肉拉伤的原因

在体育运动中,造成肌肉拉伤的原因有:准备活动(热身)不当,某些部位肌肉的生理功能尚未达到适应运动所需的状态;训练水平不够,肌肉的弹性和力量较差;疲劳或过度负荷使肌肉的机能下降,力量减弱,协调性降低;错误的技术动作或运动时注意力不集中;动作过猛或粗暴;气温过低或湿度太大;场地或器械的质量不良等。

人们在完成各种动作时,肌肉主动猛烈的收缩超过了肌肉本身的负担能力,或突然被动的过度拉长,超过了它的伸展性,都可发生拉伤。如举重运动员弯腰抓提杠铃时,竖脊肌由于强烈收缩而拉伤。在做前压腿、纵劈叉等练习时,突然用力过猛,可使大腿后群肌肉过度被动拉长而发生损伤;横劈叉练习可使大腿内侧群肌肉过度被动拉长而发生拉伤。在运动训练中,大腿后群肌肉的拉伤最为常见。此外,大腿内收肌、腰背肌、腹直肌、小腿三头肌、上臂肌等都是肌肉拉伤的易发部位。

2. 肌肉拉伤处理方法

肌肉拉伤后,要立即进行冷处理——用冷水对局部进行冲洗或用毛巾包裹冰块冷敷,然后用绷带适当用力包裹损伤部位,防止肿胀。在放松损伤部位肌肉并抬高伤肢的同时,可服用一些止痛、止血类药物。24~48h后拆除包扎。根据伤情,可外贴活血和消肿胀药物,适当热敷或用较轻的手法对损伤局部进行按摩。

(四)韧带扭伤

韧带扭伤通常是由于剧烈的压力、牵拉或撕扯造成。拉伤和扭伤一般分为轻度、中度、重度3个等级。韧带扭伤是指四肢关节或躯体部的软组织(如肌肉、肌腱、韧带、血管等)损伤,而无骨折、脱臼、皮肉破损等情况。主要临床表现为损伤部位疼痛、肿胀和关节活动受限,多发生于腰、踝、膝、肩、腕、肘、髋等部位。

1. 影响韧带扭伤的身体条件

(1)年龄:青少年骨骼发育尚未成熟,因此对外力的抵抗防御能力较弱。发育中的骨和软骨与成人相比也显得较弱。骨的生长与骨周围肌腱发育相比,前者显得较慢,所以在骨的突起部和肌肉肌腱附着部都容易发生损伤。

关节由骨和周围的关节囊、韧带所组成。在韧带受暴力损伤时,骨和软骨往往先出现损伤。年龄偏大的人脊柱和关节的柔韧性降低,加之维持稳定的力量下降,因此,运动损伤并不少见。青少年运动损伤最多的是骨折,其次是扭挫伤,而高年龄组软组织钝挫伤占运动损伤首位,骨折占第二位。

(2)性别:黄种男性身体内脂肪含量平均是体重的13%,而女性高达23%。肌肉含量女性相对男性明显偏少,所以膝关节的运动损伤发生率女性比男性高。此外,雌激素呈周期性分泌,若月经紊乱,会造成雌激素分泌低下,这也是造成疲劳骨折的原因之一。

(3)体格:体内脂肪多、体重偏重会影响肌肉发达度,故身体的灵活性、耐久力相应也较差,更易造成损伤。尤其在抵御造成创伤的暴力时,体重偏重的人处于不利地位。屈肌群与伸肌群肌力之比是一个很重要的因素,失衡会造成肌肉撕裂伤。

(4)其他:在身体状况不良,如慢性疲劳、贫血、感冒、痛经、睡眠不足等情况下,运动者对意外事件缺乏敏锐的判断和快速准确的保护反应,就可能导致运动损伤。

2. 影响韧带扭伤的心理素质

从事冲撞性较强的运动(足球、篮球)时,如果注意力不集中或集中持续时间较长,发生损伤的危险性增加。情绪不稳定、易急躁、急于求成,或在运动中因畏难、恐慌或害羞而犹豫不决也容易造成运动损伤。

3. 造成韧带扭伤的因素

(1)"质"的因素:有些体育锻炼者由于不顾自身的条件而选择不适宜的运动项目,结果损伤的发生率提高。例如,年龄偏大的人进行足球运动,或试图采用蛙跳增强腰腿部肌肉力量时,就会出现膝关节损伤;柔韧性练习时,韧带肌肉被动训练过度会造成肌肉撕脱,所以体育锻炼要科学,并选择适合自己身体条件的运动项目。

(2)"量"的因素:运动时间过长、运动量过大、运动频率过高等极易导致过度训练,过度训练是运动损伤的主要原因之一。过度训练是由于锻炼者接受的负荷量太大,使机体未得到充分恢复所致,其症状表现为:静息心率(RHR)加快、血压(BP)升高、睡眠不佳(失眠、多梦、易惊醒等)、食欲下降、体重减轻、无训练欲望、心情烦躁、易怒、记忆力下降等,如过度训练不被及时纠正,就会使人体免疫功能下降,增加感染和慢性疲劳的发生率。

(五)腱鞘炎

腱鞘是套在肌腱外面的双层套管样密闭的滑膜管,是保护肌腱的滑液鞘。它分两层包绕着肌腱,两层之间有一空腔即滑液腔,内有腱鞘滑液。内层与肌腱紧密相贴,外层衬于腱纤维鞘里面,共同与骨面结合,具有固定、保护和润滑肌腱,使其免受摩擦或压迫的作用。肌腱长期在此过度摩擦,即可发生肌腱和腱鞘的损伤性炎症,引起肿胀,称为腱鞘炎,若不治疗,便有可能发展成永久性活动不便。

肌腱发炎会导致瘢痕或钙沉着——临床上分转移性钙沉着(MC)、营养不良性钙沉着(DC)和特发性钙沉着(IC)三大类。

1. 腱鞘炎的种类及形成原因

关于腱鞘炎的形成原因,主要有以下几个方面。

(1)桡骨茎突狭窄性腱鞘炎:腕背侧第一个骨纤维性鞘管内有两条肌腱通过,即拇长展肌腱和拇短伸肌腱,两肌腱穿出狭窄的鞘管后与鞘管形成一定的角度,分别止于第一掌骨基底及拇指近节指骨基底,当腕与拇指活动度很大时,肌腱的折角加大。久之,局部的滑膜产生炎症、增厚,肌腱变粗,纤维鞘管壁也增厚,在桡骨茎突处出现皮下硬结节,使得肌腱不易在鞘管内滑动,产生疼痛等症状。

哺乳期及更年期妇女因内分泌的改变导致滑膜受累是该症常见于女性的主要原因。除上述原因外,从国内外文献报道来看,还有许多解剖变异容易引起该症的发生,如拇长掌肌或拇短伸肌的部分肌腹进入鞘管;鞘管内因有较多的迷走肌腱出现,使肌腱的数目明显增多,有的达十余条;腕背第一鞘管内还有质硬而厚韧的纤维隔,使得原来不宽敞的鞘管更加狭窄,肌腱极易被嵌顿。这些解剖学上的变异使患者发病年龄偏小,且保守治疗很难奏效。

(2)肌鞘炎:腕背韧带近端桡侧腕伸长、短肌位于深侧,其浅侧有拇短伸肌及拇长展肌在浅侧形成一定的夹角。当肌肉过度活动后,肌肉、肌腱及其周围的筋膜和腱周组织充血、水肿、滑膜纤维素性渗出增多,出现局部红、肿、痛等症状。

2. 腱鞘炎的临床表现

(1)桡骨茎突狭窄性腱鞘炎:桡骨茎突狭窄性腱鞘炎的表现特征是腕关节桡侧疼痛,疼痛程度与拇指活动有密切关系。此症状多发于40岁以上的女性,在哺乳期妇女也有发病。

(2)屈指肌腱狭窄性腱鞘炎:屈指肌腱狭窄性腱鞘炎常发生在拇指、中指、环指,发病年龄一般在40岁以上。发病初期在手指屈伸时产生弹响、疼痛,故又称"扳机指"。患者常自述关节活动不灵活,关节肿胀,严重时关节交锁在屈曲或伸直位,关节不能伸直或屈曲,此症状偶见于小儿,双侧拇指处于屈曲位,不能主动伸直。轻者在经局部按摩后拇指可以伸直,重者被动也不能伸直拇指。

(3)肌鞘炎:肌鞘炎又称轧砾性肌鞘炎。在腕部活动增多时,腕背近侧出现红肿、发热、局部压痛,压之可产生捻发音或踏雪音。

(4)尺侧腕伸肌腱鞘炎:尺侧腕伸肌腱鞘炎是引起腕关节尺侧痛的原因之一。尺侧腕伸肌腱和周围的鞘管对远端桡尺关节和腕三角纤维软骨复合体起重要的支撑作用。在腕部活动度过大时,因反复牵拉或扭伤,可诱发腕尺侧痛,尤其在用力时腕部酸痛无力。

(六)肌肉或肌腱的撕裂

肌肉肌腱损伤,外力引起肌肉断裂称肌肉断裂,肌腱起止点断裂称肌腱断裂。长期反复轻伤或磨损,日久引起肌腱断裂,称为肌腱自发性断裂。肌肉或肌腱部分撕裂时,当肌肉对抗阻力伸展或收缩时会有痛感。完全撕裂时,肌肉将不能发挥作用。

1.造成肌肉或肌腱撕裂的原因

若肌腱长期反复经受轻微外伤,或肌腱本身有慢性磨损,导致腱纤维变性、变细,日后轻微扭伤即可造成肌腱断裂,谓之肌腱自发性断裂。肌肉过度疲劳或急性期治疗不当,不良姿势和畸形引起肌肉平衡失调,称为慢性肌肉劳损。

2.肌肉或肌腱撕裂的临床表现

肌肉肌腱损害常见的有颈肌扭伤、急性腰肌扭伤、慢性腰肌劳损、冈上肌腱断裂、肱二头肌腱断裂、股四头肌腱断裂以及跟腱断裂,一般症状为局部疼痛、肿胀、压痛,功能减弱或丧失。

(1)颈肌扭伤:颈肌扭伤多因颈部肌肉突然收缩、扭转或睡眠时姿势不良,使颈部部分肌肉处于过度紧张状态,导致部分肌纤维损伤。其中以肩胛提肌扭伤为多见,该肌的功能为提肩胛,肩胛固定时可使头后仰或向对侧仰头;睡眠姿势不良可致该肌扭伤,俗称落枕。表现为患侧颈肌胀痛,主要在肩胛骨内上方有明显压痛。严重时可引起颈肌痉挛并有硬韧感,头颈部向一侧倾斜,当颈部前屈及向健侧弯曲旋转时疼痛加重。其他肌肉扭伤时也可出现不同部位的压痛,以及该肌的活动受限。本病发病急,病程短,无骨质病变,且无感觉和肌力减弱等症状。

(2)腰肌损伤:腰肌损伤可分急性扭伤和慢性劳损。

1)急性腰肌扭伤:急性腰肌扭伤常见为突然扭转腰部或负重而引起的腰背筋膜、骶棘肌等软组织扭伤或部分肌纤维撕裂。扭伤当即出现腰部剧烈疼痛,不能直腰,而强直于某一体位,腰部屈伸和旋转均感困难,甚至不能坐立与行走,腰骶部及腰部一侧或两侧骶棘肌疼痛且有肌肉痉挛性僵硬。髂后上棘、骶椎或腰椎横突附近有明显压痛,损伤严重时有深部出血,出现局部肿胀。

2)慢性腰肌劳损:本病比较多见,多因急性腰肌损伤未能及时治疗或治疗不当,致使组织周围的渗出液纤维化,使肌肉、韧带及筋膜等互相粘连,而遗留慢性腰痛;或由于职业关系长时间弯腰工作,使腰肌处于紧张的不良姿态,引起累积性轻微损伤,而形成慢性腰肌劳损。患者一般会感到腰部酸痛沉重,腰部活动稍受限制,在紧张地工作时,这些症状不易引起注意,而工作后又重新出现腰痛,特别在工作劳累后或阴雨天更觉腰痛加重。急性发作时,可出现腰肌紧张及明显压痛。

(3)冈上肌腱断裂:冈上肌为斜方肌和三角肌所覆盖,为组成肩袖肌的一部分,功能为使上肢外展。冈上肌腱断裂多见于40岁以上的重体力劳动者。肌腱断裂时仅有轻微疼痛,有时可听到响声,同时肩部无力,肩峰下有局限性压痛。做肩外展动作时感到困难,常表现为耸肩现象,外展最多达70°,如果以外力帮助使肩外展超过90°,则上臂又可继续上举。

3.肌肉或肌腱撕裂的治疗方法

肌肉或肌腱损伤的治疗,应根据损伤的程度、该肌与肌腱对肢体所起的功能而决定。如单纯扭伤,一般卧床休息,予以按摩、理疗,必要时内服镇痛及舒筋活血药,并做功能锻炼等,均能逐渐恢复。对部分肌肉或肌腱断裂,原则上以非手术疗法为主,应用石膏或夹板等将患肢固定在损伤肌肉松弛位,并服镇痛消肿药物,3周后再进行理疗和锻炼。肌肉或肌腱完全性断裂,则必须早期手术修复缝合,用石膏外固定4～6周,而后进行按摩、理疗,并主动和被动地练习关节功能。

(七)筋膜炎

筋膜炎是一个综合的概念,为发生于肌筋膜的一种非特异性炎症。可发生于全身各个部位,多见于腰部、髂骨后嵴及肩胛区域。对有些下腰痛患者在骶棘肌的表面或在髂嵴肌附着处可扪及多个小结节,伴有疼痛及压痛,有时也可以在臀部发现。

1.筋膜炎的病因

目前筋膜炎的病因尚不明确,可能与受寒、创伤、免疫因素和血管炎症有关。风寒侵袭、疲劳、外伤或睡眠位置不当等均可以诱发筋膜炎的急性发作,相关研究工作有待进一步深入。有学者对全球范围内的筋膜炎发病情况进行长期的观察,但由于没办法进行历史回溯,对发病影响因子的权重也未获得显著的结论。

2.筋膜炎的临床表现

筋膜炎多表现为发病部位疼痛,多为酸痛不适、肌肉僵硬板滞或有重压感,晨起或天气变化及受凉后症状加重,活动后疼痛减轻,常反复发作。急性发作时,局部肌肉紧张、痉挛,活动受限。由于在急性期没有得到彻底的治疗而转入慢性,或者由于患者受到反复的劳损、风寒等不良刺激,会反复出现持续或者间断的慢性肌肉疼痛、酸软无力等症状,体检时可在患处触摸到固定压痛点,位置常固定在肌肉的起止点附近或两组不同方向的肌肉交接处,压痛点深部可摸到痛性硬结或痛性肌索。

3.与运动有关的筋膜炎

以下介绍与运动有关的颈背部筋膜炎和足底筋膜炎。

(1)颈背部筋膜炎:又称颈背部肌纤维组织炎,主要发生于肩背部肌肉、筋膜,因有肩背和颈部症状,易与颈椎病相混淆,表现为颈、肩、背部疼痛不适,持续存在或反复发作,劳累后加重,颈部活动时有牵扯感和不适,但多无明显活动障碍。冈上肌筋膜炎可反射至肩关节,斜方肌筋膜炎反射至颈部。体内慢性炎症病灶如慢性胆囊炎、龋齿、上呼吸道感染,或其他引起发热的炎症如气候改变、寒冷潮湿及身体过度劳累等均为诱发因素。

(2)足底筋膜炎:大家常说的足底筋膜炎是发生在足部的炎性疼痛,医学上称为跖筋膜炎。足底筋膜炎多为长时间走路(如登山、徒步、逛街等)引起的足底慢性损伤。此外,鞋跟太硬、常穿高跟鞋等也会造成对足跟压迫,加重足底损伤,多是单脚发病,除了足跟疼痛外,另有10%的患者感到足弓或前足疼痛。晨起当脚刚接触地面准备站起来的瞬间,疼痛非常剧烈,稍加活动可减轻,行走一段时间后又加重。

(八)滑囊炎

滑囊炎是指滑囊的急性或慢性炎症。滑囊是结缔组织中的囊状间隙,是由内皮细胞组成的封闭性囊,内壁为滑膜,有少许滑液。少数与关节相通,位于关节附近的骨突与肌腱或肌肉、皮肤之间。凡摩擦力或压力较大的地方,都可能有滑囊存在。许多关节的病变都可以引起该病。

1. 造成滑囊炎的原因

滑囊炎可以由损伤引起,部分是直接暴力损伤,有些是关节屈、伸、外展、外旋等动作过度,经反复、长期、持续的摩擦和压迫,使滑囊劳损导致炎症,滑囊可由磨损而增厚。另外,感染病灶所带的致病菌可引起化脓性滑囊炎,痛风合并肘关节部位的鹰嘴和膝关节部位的髌前滑囊炎,滑囊炎还可能与肿瘤有关。

2. 滑囊炎的临床表现

(1)急性滑囊炎:急性滑囊炎的特征是疼痛、局限性压痛和活动受限。如为浅部滑囊受累(髌前及鹰嘴),局部常红肿,化学性或细菌性滑囊炎均有剧烈疼痛,发作可持续数日到数周,且多次复发。

(2)慢性滑囊炎:慢性滑囊炎是在急性滑囊炎多次发作或反复受创伤之后发展而成。由于滑膜增生,滑囊壁变厚,滑囊最终发生粘连。因疼痛、肿胀和触痛,可导致肌肉萎缩和活动受限。

(3)肩峰下滑囊炎:肩峰下滑囊炎表现为肩部局限性疼痛和压痛。尤其在外展50°~110°时更加明显。

(4)损伤性滑囊炎:损伤性滑囊炎较多见,呈慢性,常在骨结构突出部位,因长期、反复摩擦和压迫而引起。它常在慢性滑囊炎基础上突发,损伤力量较大时,可伴有血性滑液渗出。

(5)感染性滑囊炎:感染性滑囊炎由于感染病灶带来的致病细菌,可引起化脓性滑囊炎,并可引起周围组织蜂窝织炎,破溃后常残留窦道。

(6)痛风性滑囊炎:痛风性滑囊炎易发生于鹰嘴和髌前滑囊,滑囊壁可发生慢性炎症性改变,并有石灰样沉淀物沉积。患者多有慢性损伤史和与致病相关的职业史。关节附近的骨突处有呈圆形或椭圆形、边缘清楚、大小不等的肿块。急性者疼痛、压痛明显,慢性者疼痛则较轻,患肢可有不同程度的活动障碍。若继发感染,则可有红、肿、热、痛表现。

(九)滑膜炎

滑膜炎是滑膜发生炎症,关节内过度分泌滑液,通常由于创伤造成。膝关节滑膜炎是一种无菌型炎症,是由于膝关节扭伤和多种关节内损伤而引起。滑膜的功能异常会导致关节液无法正常生成和吸收,膝关节就会产生积液。滑膜的形态改变还会侵袭膝关节软骨,不及时治疗会导致膝关节骨性关节炎,存在很大的致残危机。

1. 造成滑膜炎的原因

(1)急性外伤:青壮年滑膜炎多因急性创伤和慢性损伤所致,急性外伤包括有:膝关节扭伤、半月板损伤、侧副韧带或交叉韧带损伤,关节内积液或积血,表现为急性膝关节外伤性滑膜炎。

(2)骨质疏松:老年人多发滑膜炎,主要是由于软骨退变与骨质增生产生的机械性刺激,继发滑膜水肿、渗出和积液等。

(3)膝关节劳损:有时也可因单纯膝关节滑膜损伤或长期慢性膝关节劳损所致,可使膝关节逐渐出现肿胀和功能障碍,进而形成慢性膝关节滑膜炎。

(4)感染:其中常见的是滑膜结核感染。一般来讲,滑膜内血管丰富,血液循环良好,对细菌抵抗力较强,但在感染结核菌的情况下,病情进展较缓慢,其症状表现时好时坏。

2.滑膜炎的临床表现

膝关节滑膜炎并没有年龄的限制而是在任何年龄阶段都会发生。对于年轻人来说,通常会有较大的运动量,因此在运动中容易因为膝关节受到打击、扭转、运动过度后,发生肿胀、疼痛、活动困难、走路跛行、局部皮肤温度高、皮肤肿胀紧张或关节穿刺出血性液体等情况。

(十)挫伤

挫伤指的是直接击打的淤伤,导致毛细血管破裂、出血、水肿和炎症。挫伤是由钝性物体直接作用于人体软组织而发生的非开放性损伤,棒打、车撞、马踢、跌倒是最常见的原因,头部、关节、胸壁、骨盆部和腰骶部等为多发部位。临床症状差别很大,轻度挫伤一般为毛细血管溢血,毛细淋巴管流出的淋巴液积聚于肌肉和结缔组织之间,造成肿胀,疼痛明显。

(十一)肌肉痉挛

俗称抽筋,是神经肌肉异常兴奋引起肌肉不自主、无征兆的过度收缩,发作时表现为肌肉明显压榨样收缩,疼痛难忍,可持续数秒或数十秒,后逐渐缓解,可残留局部痛感。

1.引起肌肉痉挛常见的原因

(1)疲劳:身体疲劳时,肌肉的正常生理功能会改变。此时肌肉会有大量的乳酸堆积,而乳酸会不断地刺激肌肉,造成痉挛。

(2)电解质不平衡:运动中大量出汗,特别在炎热的气候下,会有大量的电解质流失。汗的主要成分是水和盐,而盐和肌肉收缩有关,流失过多的盐会使肌肉兴奋造成抽筋。

(3)寒冷的刺激:在寒冷的气候中,例如游泳时受到冷水的刺激,特别是热身运动没有准备充分,肌肉容易发生痉挛,主要原因是肌肉会因寒冷而兴奋性增高。

2.肌肉痉挛的临床表现

痉挛会使皮肤、筋膜、肌肉或关节囊缩短或收紧,阻碍该结构的正常活动。这种剧烈的肌肉收缩,在某种意义上讲,是一种保护性反射,即保护一个区域免于进一步的活动以让其有时间恢复。中枢神经系统的疾病、急性传染病、过度疲劳、张力障碍等,都会导致肌肉的痉挛现象,无论哪种情况,需要做的只是休息,避免进一步的损伤。

3.腿部痉挛的处理方法

(1)在游泳时发生小腿抽筋时,一定不要慌张,先深吸一口气,把头潜入水中,使背部浮在水面,两手抓住脚尖,用力向自身方向拉。一次不行,可反复几次,肌肉就会慢慢松弛而恢复原状。如果强行上岸,往往会适得其反而溺死。

(2)在日常生活中,小腿抽筋时,可迅速掐压手上合谷穴和上嘴唇的人中穴。掐压20~30s,其有效缓解率可达90%。

(3)当腿抽筋时,脚背要用力往上翘至最大幅度,并固定在此位置上,一般在30s内即可解除痉挛。然后保持脚背上翘位置约3min,以巩固疗效。

(4)用手掌根部按于小腿内外两侧,掌根相对用力并按揉腓肠肌部,约2min可解除小腿胀痛。

(5)用热水袋局部热敷,也可帮助消除抽筋现象。对身体缺钙而引起的腿抽筋,需求诊医生补充钙质,才能彻底治愈。

(十二)血肿

血肿是由于种种外力作用,导致血管破裂、溢出的血液分离周围组织,形成充满血液的腔洞,局部有凝血积聚。

第二节　运动损伤的分类

运动损伤的分类方法有很多,本节总结了按照损伤的组织部位、运动损伤的严重程度、运动损伤后皮肤黏膜的完整性、运动损伤病程的差异性和运动技术与训练的关系等几个方面的分类方法,对运动损伤作具体的分析。

一、根据运动损伤的组织部位分类

广义的运动损伤概念覆盖面非常广泛。体育运动不仅包括普通的大众健身项目,如慢跑、体适能运动,还包括各种竞技类项目,如田径、球类、体操类项目,而且还有各种军事体育项目,如摩托车、滑翔伞等,损伤所涉及的组织范围非常广泛。其分类方法自然也存在多种维度,最为常见的分类方法是按照受伤的不同组织部位来进行分类,如软组织损伤、关节软骨损伤、骨损伤、神经损伤、血管损伤等。很多有关运动损伤的概念,也是基于此分类方法。

根据运动损伤的组织部位分类,可以较为清晰地描述运动损伤的真实情况,对损伤的治疗和预防研究都具有重要意义,在上一节常见的运动损伤类型的介绍中,很多词汇也是与运动损伤的组织部位存在一定关联的。

二、根据运动损伤的轻重程度分类

(一)轻度损伤

轻度损伤指的是在运动过程中遭受到较为微小的伤害,受伤后不损害工作能力,体育运动可以继续进行,例如我们常见的足球运动员在比赛中受伤,经过队医简单处理后立即回到赛场比赛。轻度损伤虽然不影响运动能力,但我们需要意识到损伤的实际存在,如不及时进行休息而继续进行锻炼,将产生进一步的损伤,甚至逐步过渡为过劳损伤,也就是我们日常生活中所说的老伤,其危害程度不可低估。现实生活中,很多健身人员在进行体适能训练时,对于轻度损伤不够重视,长此以往,慢慢形成了积累伤,往往很难治愈。

(二)中度损伤

中度损伤指的是运动中遭受较为严重的损伤,导致受伤者失去运动及工作能力达到24h以上。中度损伤与轻度损伤最本质的区别是轻度损伤可以通过休息慢慢自我恢复,中度损伤很难自我恢复,必须进行专业治疗。但很多时候,中度损伤的实际危害程度要小于轻度损伤,因为中度损伤必须进行门诊治疗,所以受伤运动员在第一时间被足够重视,经过足够的休养后才能继续训练。究其原因,也是因为体适能界对轻度损伤的不重视,对运动损伤预防意识的薄弱。

(三)重度损伤

重度损伤的危害很大,甚至威胁到运动员的运动生涯,需要长期住院治疗。一般情况下,重度损伤往往由于意外造成,正常的运动和竞赛,很难造成重度损伤。在体操项目中,有的运动员由于落地不慎,曾导致严重的运动损伤。而且也存在其他项目的运动员被标枪刺中的案例,这些都属于意外情况。

在日常体适能运动中,运动人员要有安全意识,形成进行器械检查的习惯,防止意外情况的发生。我们要时刻铭记,重度损伤不但后果严重,而且并非都能彻底治愈,同时,我们还要了解自己的健康状况,避免其在服用特殊药剂或者身体不适的情况下进行高强度的锻炼,以免意外发生造成重度损伤。

三、根据运动损伤后皮肤黏膜的完整性分类

（一）开放性损伤

开放性损伤表现为受伤处皮肤或黏膜的完整性遭到破坏,有伤口与外界相通,如擦伤、刺伤、裂伤及开放性骨折等。开放性损伤最为明显的特征是血液会流出,严重的会导致过度失血。开放性损伤往往存在于一些剧烈的竞技类运动中,如拳击比赛、篮球比赛等。在日常体适能锻炼过程中很少发生开放性损伤。

（二）闭合性损伤

闭合性损伤表现为伤处皮肤或黏膜仍保持完整,无伤口与外界相通,如挫伤、肌肉拉伤、关节扭伤、闭合性骨折和关节脱位等。与开放性损伤相比,闭合性损伤虽然皮肤黏膜未遭到明显的破坏,但并不意味着闭合性损伤的危害程度低于开放性损伤,有的时候闭合性损伤反而更加严重,治疗难度更大。在日常体适能活动中,撞伤、拉伤都是典型的闭合性损伤,需要到医院处理。

四、根据运动损伤的病程分类

在运动过程中,按照运动损伤的病程分类,肌肉、骨骼的损伤分为两个基本类别:急性损伤和慢性损伤。

（一）急性损伤

急性损伤是指瞬间遭受直接暴力或间接暴力所造成的损伤,其特点为发病急、病程短、症状骤起,如踝关节扭伤。急性损伤的症状如果没有得到处理,组织继续承受压力,可能会变成慢性损伤。例如,一个人脚踝扭伤,如果没有适当的康复,那么他的脚踝很可能会再受伤。

研发中心的研究人员跟踪了分布于中国全国各地数百名业余足球运动爱好者的脚踝伤,得到了惊人的数据结果,发现超过50％的运动爱好者曾经历过二次损伤。由此可见,关于运动损伤的研究需要深入,其知识的普及任重而道远。

（二）慢性损伤

慢性损伤是指局部过度负荷、多次微细损伤积累而成的劳损,或因急性损伤处理不当转化成的陈旧性伤,其特点为发病缓慢、症状渐起、病程较长,如疲劳性骨膜炎。当身体的某一部位在较长时间里过度、反复受压,则受影响的组织可能会衰退,这种衰退将导致慢性损伤,经常被称为过度使用综合征（劳损）。这种情况下,不存在致病的一个特定事件,是微创伤反复发生累积导致了疾病。

劳损不是由急性损伤引起的长期或复发的骨骼、肌肉问题,痛苦的症状可能会持续数月而没有好转。对劳损比较直观的理解可以对照体力劳动者的职业病,因为长期从事固定的体力劳动,使得身体特定部位长期承受过度压力,进而产生劳损。

五、根据运动技术与训练的关系分类

（一）运动技术损伤

运动技术损伤与运动技术特点密切相关。此类损伤少数为急性伤,如投掷时肱骨骨折,

体操、技巧运动中的跟腱断裂等；多数为过劳伤，如网球肘、投掷肘、跳跃膝等。技术动作的不规范、训练方法的不科学等，都是运动技术损伤的主要原因。

（二）非运动技术损伤

此类损伤多数为意外受伤，如挫伤、骨折、韧带扭伤等。这些损伤与运动技术关系很小，大多是因为运动过程中的意外因素造成的。运动技术的不当，会大大提高非运动技术损伤的风险。

在以上分类方法中，后三种主要用于业余体校、体院和集训队。按一般的分类方法，虽然可以了解受伤的轻重程度，但在运动实践中不能应用。因为在运动训练中，有许多损伤不妨碍日常生活（不运动时没有症状）。按一般医生的分法是轻伤或者不算损伤，但却是运动技术伤，严重影响训练和成绩的提高，如早期的髌骨软骨病，只在加大运动量时才有膝痛，运动量小时不痛，这种损伤属于中度伤，应减小膝关节的运动量，如按一般的分类方法指导实践，必将得出完全可以正规训练的结论，但最后也必定会使伤情加重。后两种分类方法的另一优点是对教师、教练员有更强的实用性，便于估计损伤后果和提出预防及训练安排措施。

第三节　常见运动损伤的病理

为了让广大运动人员更好地理解运动损伤，提升运动损伤意识，我们按照软组织损伤、关节软骨损伤、肢体末端损伤、骨折损伤修复、周围神经损伤和血管损伤 6 个部分，分别分析其损伤的病理变化过程，让运动人员做到知其然也知其所以然。

一、软组织损伤的病理变化过程

软组织是日常体适能运动中最容易受伤的组织。所谓软组织，指的是除骨骼以外的其他所有组织，包括皮肤、肌肉、肌腱、腱鞘、韧带、滑膜、滑囊、骨膜、软骨、骨骺、脊髓、周围神经、周围血管等组织。我们将软组织损伤按照损伤局部的皮肤、黏膜是否完整分为闭合性软组织损伤和开放性软组织损伤。闭合性软组织损伤是指受伤部位的皮肤完整，皮内受损伤的组织与外界不相通，损伤引起的组织病理变化发生在皮内，其常见类型有挫伤、扭伤、拉伤、震荡伤等，闭合性软组织损伤按发病时间分为急性、慢性两种。开放性软组织损伤是指受伤部位皮肤、黏膜破裂，伤口与外界相通，常有组织液渗出或血液从创口流出，其常见类型有擦伤、撕裂伤、刺伤、切伤等。

（一）闭合性软组织损伤的病理变化过程

1. 急性闭合性软组织损伤的病理变化过程

急性闭合性软组织损伤是因致伤因素的一次性作用使软组织发生了病理改变，出现了临床症状。一般损伤时间不超过 3 周，医学上称为新伤，表现为局部疼痛、肿胀、肢体不同程度的功能受限，如挫伤、扭伤、拉伤等。这类伤病一般发病急、病程短，病理变化、临床症状及体征都较明显。

较大暴力作用于人体后，局部组织会遭到破坏，发生组织撕裂或断裂，进而组织内的小血管破裂、出血，组织内出现血肿；出血停止后出现反应性炎症，坏死组织被蛋白水解酶分解，其分解产物使局部小血管扩张、充血，血管壁的通透性增高，血管内的液体、蛋白质、白细胞等透过血管壁形成渗出液；同时伤后淋巴管发生损伤，出现损伤性阻塞，淋巴循环发生障碍，渗出液不能由淋巴管运走,形成水肿,使组织进一步肿胀,压迫和牵涉性刺激神经,使局部疼痛加剧。由于组织损害、疼痛及因此发生的肌肉保护性痉挛等,导致局部出现功能障碍。表现为损伤早期的红、肿、热、痛及功能障碍等一系列急性炎症的症状,局部红、热是由于炎症部位的微血管扩张所致,肿胀是血管扩张和血液中的一些成分渗出造成的,疼痛是组织内压增高,缓激肽释放等所引起,局部疼痛、肿胀可引起功能障碍。

伤后4～6h,血肿和渗出液开始凝结,受伤后24h左右,创口周围形成肉芽组织(主要由新生的毛细血管和成纤维细胞组成),肉芽组织逐渐伸入到凝块中开始将其吸收,同时渗出的白细胞逐渐将坏死组织清除。邻近的健康组织发生分裂产生新的细胞和组织,以代替那些缺损的细胞和组织,使受损组织得以逐渐恢复,这个过程称为再生。再生的组织在结构与功能上与原来的组织完全相同,称为完全再生;若缺损组织不能完全由结构和功能相同的组织代替,而是由肉芽组织代替,最终形成瘢痕,则称为不完全再生或瘢痕修复。

损伤组织能否完全再生,有诸多因素影响,其中组织本身再生能力的强弱和损伤的严重程度最为重要。此外组织再生能力还与伤者的全身或局部状况有关,若年龄小,营养良好,健康和功能状况及局部血液供应较好,则组织再生能力较强,反之则再生能力较差。

2.慢性闭合性软组织损伤的病理变化过程

慢性闭合性软组织损伤是由于急性损伤未得到及时恰当的治疗,或由于致伤因素反复多次的作用,致使软组织逐渐发生病理改变而形成的伤病。一般受伤时间超过3周,医学上称为陈伤或旧伤,表现为局部疼痛、活动受限等如腰背肌肉筋膜炎、末端病、髌骨软化症等。这类伤病发病缓慢,症状逐渐加重。

其病理变化过程大体可分为3个阶段。

(1)早期阶段:由于局部长期负荷过度,神经调节功能发生障碍,细胞中合成代谢和分解代谢失衡,组织中糖、类脂、蛋白质的化学结构发生改变,但组织形态上无明显变化。伤者尚无不良感觉,或仅有局部酸胀感,常被忽视。若能得到及时有效的处理,损伤可很快康复。

(2)中期阶段:组织中糖、脂肪、蛋白质的化学结构长时间遭到破坏,组织细胞营养失调,发生变性和增生。此期间伤者的局部酸胀、疼痛感出现,但准备活动后常可消失,运动结束后症状又出现,检查时可发现伤部组织弹性较差,有硬结或条索状物。

(3)晚期阶段:此期局部小血管发生类脂样变,管腔变窄,造成血液循环障碍,使局部缺血。若血管损害较重,或产生血栓,血流被阻断,可引起局部组织坏死,此期间伤者的疼痛加重,局部温度下降,有发凉的感觉。

(二)开放性软组织创伤皮肤创面愈合的基本病理变化过程

开放性软组织损伤最典型的特征是皮肤黏膜的完整性遭到破坏,也就是我们日常所说的形成了伤口,医学上称为"创面"。针对开放性软组织损伤,如果受伤时能够即时处理伤口,将有助于伤口的早日愈合。

1.伤口愈合的过程

伤口愈合是由结缔组织修复、伤口收缩和上皮生长来完成的,以下分别就这3个方面进行讲述。

(1)结缔组织修复:结缔组织是人和高等动物的基本组织之一,由细胞、纤维组织和细胞外间质组成,细胞有巨噬细胞、成纤维细胞、浆细胞、肥大细胞等。纤维组织包括胶原纤维、弹性纤维和网状纤维,主要有连接各组织和器官的作用。基质是略带胶黏性的液质,填充于细胞和纤维组织之间,为物质交换代谢的媒介,纤维和基质又合称"间质",是结缔组织中最多的成分。结缔组织具有很强的再生能力,创伤的愈合多通过它的增生而完成。

结缔组织分为疏松结缔组织(如皮下组织)、致密结缔组织(如肌腱)、脂肪组织等。结缔组织均起源于胚胎时期的间充质。间充质由间充质细胞和大量稀薄的无定形基质构成。间充质细胞呈星状,细胞间以突起相互连接成网,核大,核仁明显,胞质呈弱嗜碱性。间充质细胞分化程度低,在胚胎时期能分化成各种结缔细胞、内皮细胞、平滑肌细胞等。成体结缔组织内仍保留少量未分化的间质细胞。

结缔组织的修复过程又可以细分为渗出期、纤维组织形成期和瘢痕形成期3个阶段,但各个阶段之间不能截然分开,而是一个连续的过程。

1)渗出期:损伤引起组织的基本病理变化是炎症反应,是机体对各种致炎刺激物引起的损害所产生的一种非特殊防御反应,其目的在于控制、消灭或排斥外来的致病因子或因伤致死的细胞。

机体受到刺激的瞬间,局部小动脉收缩,组织出现一过性缺血,随着机体对刺激的适应,小动脉、小静脉和微血管相继扩张,使局部血管充血,血流加速,导致皮肤潮红和局部组织水肿。长时间的充血、缺氧和一些代谢产物对血管内皮细胞的损坏,以及静脉回流负荷过大等,导致小动脉、小静脉和微血管的通透性增高,使血浆内的一些成分渗出血管外,引起组织水肿。渗出物与伤口内血液凝集成血凝块并可使两侧创缘黏合渗出的白细胞、吞噬细胞、抗体等有吞噬、移除和吸收作用的因子,以清除坏死组织和杀灭细菌。细胞和体液渗出于伤后72h达到高峰。

2)纤维组织形成期:渗出期开始不久,伤口组织中的间质细胞开始分化为成纤维细胞,并不断增殖。与此同时,创缘组织中的毛细血管内皮细胞也逐渐增殖,并向血凝块内伸展而形成新生的毛细血管。成纤维细胞和新生的毛细血管一同逐渐形成肉芽组织。成纤维细胞能合成一种不溶性蛋白质,即胶原,它是修复损伤的重要材料,胶原分子经过聚合形成胶原纤维。此时伤口的张力强度显著增加。胶原纤维在伤后6~7d显著增加,2周达到高峰。

3)瘢痕形成期:随着胶原纤维的增长,肉芽组织被胶原纤维所取代,变成坚硬的瘢痕组织,以后通过再成形,多余的纤维组织被分解吸收,瘢痕逐渐软化。少数患者可能因胶原纤维过度增生而形成瘢痕疙瘩。

(2)伤口收缩:伤后1~2d,伤口的全层组织自伤口边缘向中心移动,直至伤口缩小为止。伤口最大的收缩方向与伤口长轴成直角。伤口收缩可减少伤口的容积,缩短愈合时间。

(3)上皮生长:伤口充满肉芽组织时,上皮细胞则自伤口边缘向中心生长,直至创面被完全覆盖为止。因上皮细胞生长的速度有限,若肉芽创面过大,日久尚未覆盖上皮的肉芽组织,会由于其毛细血管减少,血液供应不足,影响上皮生长,甚至使其处于停滞状态而导致经久不愈的溃疡。

2.伤口愈合的类型

伤口愈合分一期愈合和二期愈合。

(1)一期愈合:一期愈合仅限于无菌手术和经过清创缝合的伤口,一期愈合需具备的条件是创缘整齐,组织有活力,缝合后创缘对合好并无张力,伤口内腔很小,少量肉芽组织即可充满。手术后5~7d即可初步愈合,仅留有一线形瘢痕,不影响功能。

（2）二期愈合：二期愈合的伤口多形状不规则、创缘分离远而难以对合，或已有感染而不能进行缝合的伤口，需待大量肉芽组织生长和大片上皮覆盖才能愈合，愈合后瘢痕组织多，并会影响功能。

3.影响伤口愈合的因素

全身营养状况不良、维生素缺乏等可影响伤口愈合。伤口内的血肿、异物、坏死组织和无效腔过大等易诱发感染，感染产生的细菌毒素能溶解蛋白质和胶原纤维，引起出血和血栓形成，直接影响伤口愈合。当异物合并感染时，若不及时清除异物，往往引起伤口反复感染并形成经久不愈的窦道。

二、关节软骨损伤的病理变化过程

运动员的关节软骨损伤因一次暴力急性损伤或逐渐劳损受伤引起，其病理变化是不一样的。一次急性暴力致伤可导致软骨剥脱，甚至软骨骨折；挤压暴力可导致软骨的胶原纤维损伤，软骨细胞坏死，进而引起软骨的一系列病变；慢性劳损则是软骨经常受到微细损伤积累的病理变化。

运动员的关节软骨损伤可发生于各个关节，最易罹患的是膝关节、踝关节以及肘关节。损伤的病变多不一致，同一关节面上一部分可能是严重病变，其他处可能很轻或正常。另外，一个关节面软骨损伤后，往往相对应的关节面软骨也会产生或继发病变。

（一）关节软骨损伤的病理变化

关节软骨损伤后，其损伤范围和程度不一，可由软骨失泽、变黄、不透明到软骨软化、龟裂、剥离翘起、缺损、溃疡、软骨纤维变等。镜下可见病变处软骨细胞排列紊乱、细胞减少、簇聚、核缩、坏死；基质退行性变，红染或淡染，出现裂隙空泡等；胶原纤维排列紊乱；软骨纤维化、钙化，软骨内出现骨岛，软骨层变薄。

（二）关节软骨损伤后累及其他组织的病理变化

关节软骨损伤可累及多个组织，导致关节软骨、软骨下骨、周围滑膜组织、腱止装置等的一系列综合病变。

1.软骨下骨病变

局部超常压力直接传递至软骨下骨，引起软骨下骨病变，会出现一系列病理改变：骨髓纤维化，长入软骨层或脑组织，髓腔开放；髓腔内形成黏液囊肿；骨增生，骨小梁增粗，髓腔变窄；骨内出现软骨岛；增生骨突入软骨和腱组织内等。

2.滑膜组织病变

损伤软骨脱落的细胞形成抗原，以及骨的病理反应刺激滑膜，使滑膜发生炎症反应。肉眼可见软骨周围正常的滑膜隐窝消失，滑膜增生充填软骨边缘隐窝或覆盖软骨，滑膜充血肥厚，绒毛增生，镜下可见血管增生、管壁肥厚、管腔狭窄。

3.腱止装置病变

滑膜的病变及血液循环的改变等又引起周围腱及腱止装置的病理变化，表现为腱组织肥厚变硬，类似软骨样和瘢痕样组织。镜下可见腱组织肥厚、纤维化、玻璃样变，腱内软骨化、骨化等一系列的病理改变。

关节软骨损伤后的这些病变相互作用，互为因果，使病变进一步加重，临床上不同病例各组织的病变过程并非一致,症状也并非单纯因软骨病变引起,各组织的病变皆能引起症状。由于关节软骨是没有血管神经的组织,单纯软骨病变早期往往没有明显症状。其症状主要由继发其他组织病变引起,这就可以解释为什么临床症状与关节软骨损伤的程度不一致。

三、末端病的病理变化过程

末端病是指肌腱或韧带止点部因劳损引起的组织变性改变。末端病在运动员中非常多见,如跳跃膝、网球肘、牵拉骨骺炎等皆属此类。虽然病情不重,但却严重影响运动训练及成绩提高。研究证实,局部血运障碍、牵拉、关节的外伤等都可引起肌腱或韧带止点部的劳损,从而形成末端病。末端病损伤多为运动技术伤,治疗与康复比较困难,因而是运动医学的研究重点。

末端病的病理改变较为复杂,以髌腱周围炎和髌尖末端病为例,介绍其病理改变。伤部腱及腱围组织变黄失泽,有血管侵入。镜下显示:轻者,正常腱的波浪状纤维排列消失;重者则出现玻璃样变、纤维变,有血管及脂肪组织侵入腱内。个别病例腱中出现软骨岛或骨岛,或血管周围有小圆细胞浸润。腱周围组织中有怒张的血管,或毛细血管动脉化及硬化。腱周围组织水肿并与腱紧密粘连在一起。纤维软骨带有血管侵入,可有软骨团出现。钙化软骨层潮线增厚不规则,个别在镜下见撕脱骨折。骨组织有髓腔纤维变,有的有腱腔开放,开口进入钙化软骨层等多种病理改变。

腱内出现软骨岛及骨岛,脂肪组织出现异位骨化,可能与外伤引起局部细胞因子或生长因子的作用有关。目前已经证实其形成可能与 BMP 有关。因此其预防及治疗除考虑运动量及强度的合理安排之外,局部各种细胞因子及生长因子的出现也应予以考虑。

四、骨折修复的病理变化过程

骨折的修复过程,一般可分为血肿机化期、原始骨痂期和骨痂改造期。这 3 个时期不能截然分开,而是交织演进的。

(一)血肿机化期

骨折后,骨及周围软组织的血管破裂出血,在断端之间及其周围形成血肿。血肿于伤后 4~6h 即开始结成血凝块,局部出现炎症反应,随着红细胞的破坏,纤维蛋白的渗出,毛细血管的增生,成纤维细胞、吞噬细胞、巨噬细胞的侵入,血肿逐渐机化,肉芽组织再演变成纤维结缔组织,使骨折断端初步连接起来,成为纤维化骨痂,此期在骨折后 2~3 周内完成。

(二)原始骨痂期

骨折 1~2d 后,在血肿分解产物的刺激下,骨折断端处的外骨膜开始增生、肥厚,外骨膜内层成骨细胞增生,产生骨化组织,形成新骨,称为膜内化骨。新骨不断增多,紧贴于骨皮质的表面,填充在骨断端之间,称为外骨痂。同时,骨折断端髓腔内的骨膜也以同样的方式产生新骨,填充在骨折断端内,称为内骨痂。在骨折两断端之间还有中间骨痂,它是通过软骨内化产生新骨的。

因此,骨性骨痂主要是通过膜内化形成(外骨痂多,内骨痂次之),其次是软骨内化骨。它们的主要成分是来自外骨膜的内层和内骨膜的成骨细胞。软骨细胞内、外骨痂沿着骨皮质的髓腔侧和骨膜侧向骨折线生长,彼此会合,此期需 4~8 周。

（三）骨痂改造期

根据功能的需要,梭形膨大的骨性骨痂可进一步改造,多余的骨痂逐渐被吸收,不足的部分长出新的骨痂,骨小梁的排列方向逐渐恢复正常,骨髓腔重新开放,经过一定时间后,可以完全恢复骨的正常结构和功能。

骨折的治疗过程中,正确的复位与固定是十分重要的,另外还要重视全身和患部肌肉、关节的适当活动,以便更好地促进骨折的愈合和功能恢复。

五、周围神经损伤的病理变化过程

（一）周围神经损伤的原因和类型

1. 周围神经损伤的原因

（1）牵拉:如臂丛神经损伤,可为轴索断裂。

（2）切断:如开放性损伤中的刺伤、切伤,有时可导致周围神经被切断。

（3）缺血:如前臂或小腿的间隔综合征等。

（4）压迫:如射击运动员桡尺神经麻痹,止血带麻痹等。

2. 周围神经损伤的类型

周围神经损伤依病理不同一般分为3类。

（1）神经功能传导障碍:无明显病理改变,运动障碍明显,感觉迟钝。多于伤后4~6周恢复。

（2）神经轴索中断:损伤的部位是在神经轴索,损伤远端有退行性变,而神经本身未断,神经仍保持连续性运动,痛觉、营养均受累,此类损伤有自行恢复的可能,但常常需要手术松解或修补。

（3）神经断裂:神经完全断裂时须手术修补。

（二）周围神经损伤病理

可出现组织结构的退行性改变、假性神经瘤和神经再生几种改变。

1. 组织结构的退行性改变

运动神经细胞位于脊髓的前角,感觉细胞位于两旁的神经节。神经干无细胞,而有神经纤维束。轴索是内含神经元的纤维。髓鞘包绕在周围,外有雪旺鞘。髓鞘分节,节间的狭窄部叫郎飞结。如为无髓神经则雪旺细胞紧贴纤维。

神经断裂后,细胞与其纤维分离,神经近端离断伤位于最近的一节,其轴索及雪旺细胞呈截断变,分裂成许多节段。神经的远端也出现截断改变,波及整条神经,且逐渐被吞噬消失。如果损伤在根部,神经细胞也常有变化,染色质溶解甚至完全毁灭。

2. 假性神经瘤

神经离断后,近端再生的神经纤维乱穿,如未穿向远端,则被雪旺细胞包围成结。远端只有雪旺细胞增殖,也成结。二者均为假性神经瘤。

3. 神经再生

神经伤断后修复时,髓鞘首先接合,然后神经纤维长入远端髓鞘,多少不等,但通常只有一条长入远端,并最后变粗。生长速度每日约2mm。

六、血管损伤的病理变化过程

单纯的血管损伤以锐利物切割、穿刺伤为主,更多的是与四肢的严重开放性损伤、关节脱位或骨折等损伤合并发生。肢体挤压伤多不直接损伤血管，但由于肿胀等原因，常可造成伤肢缺血或继发血管栓塞等，其机制与血管损伤相似。

血管损伤的诊断与处理是否及时、得当，关系伤肢能否保留、功能好坏以及生命安危。单纯血管损伤如能及时诊断，治疗较容易，如与其他损伤合并发生，要警惕对血管损伤的情况判别不清而贻误治疗时机，造成严重后果。

（一）血管损伤机制

直接或间接外力均可引起血管损伤。

直接损伤多由锐利的致伤物所伤，如刀、剪、钉子等切割或穿透，血管可部分或完全破裂，为开放性损伤。血管部分断裂，由于管壁有部分相连，靠血管收缩不容易闭合裂口，故出血较多，导致皮下及较大的肌间隙血肿，常发生休克。

有时血凝块堵塞管壁破口而血管腔仍通血，故肢体远端不一定有缺血表现，应仔细检查，防止漏诊。

冲撞、挤压、牵拉等钝性暴力也可伤及血管，多为闭合性损伤。不同程度的钝性外力可致不同程度的血管壁损伤。轻者可使血管内膜挫伤，继而引起血栓形成，重者可致内膜撕裂，管壁夹层血肿，以致内膜、中层断裂，形成血栓、堵塞血管等，造成肢体缺血，诊断较困难，容易漏诊、误诊，贻误治疗时机。

（二）血管损伤的病理变化过程

血管损伤后，血管本身以及由该血管供血的组织会发生一系列变化。

1. 血管痉挛

血管受到外力刺激后，会产生防御性反应，发生不同程度、不同范围的血管痉挛，管壁肌层呈环形收缩。如管壁组织没有损伤，外力刺激去除后数分钟至数小时，血管痉挛多可自行恢复。若肢体远端缺血现象长时间不缓解，可能会导致血管内膜损伤、血栓形成。

2. 血栓形成

当外力使血管内膜挫伤或撕裂时，由于机体的反应性保护，血小板黏附在粗糙的内膜处，继而使红细胞、纤维素聚集形成血栓。血栓栓塞血管的远端血流减慢，易使血栓扩展蔓延，堵塞血管的分支，从而加重肢体缺血。损伤 6h 内血栓多局限在管壁损伤处，6～24h 血栓向远端延伸。血栓形成早期，手术时容易取出，数日后血栓机化与血管壁粘连则不易分离。

3. 侧支循环建立

肢体重要血管损伤，血液供应中断后，缺血组织引起机体反应，使原有侧支开放并重新建立侧支循环，以改善肢体缺血状况。侧支循环建立的快慢以及肢体耐受缺血的能力因人而异，与血管损伤的部位、损伤程度、血管床的良好与否关系密切。锐器损伤，血管损伤局限，周围组织破坏少，则侧支循环建立快；肢体挤压伤，血管损伤范围大，血管床亦遭破坏，加之受伤肢体肿胀加重缺血，则不利于侧支循环的建立。

第四节 运动损伤的内在风险因素

一、肌肉失衡

肌肉的功能是通过改变细胞形状而产生"力",最终导致"运动"。也就是说人类所有的运动都是通过肌肉来完成的,如心搏、呼吸、消化、跑动等。肌肉有 3 种:骨骼肌(肌腱固定在骨骼上,四肢移动或维持躯体平衡)、平滑肌(主要分布在内脏,不受意识控制)、心肌(维持心脏心搏)。

所谓的肌肉平衡,主要是主动肌(群)与拮抗肌(群)之间的均衡。主动肌和拮抗肌是相对于某一动作而言,有时可互相转换变化。肌肉运动源自神经的控制,也就是我们的意识支配肌肉产生运动。这个过程中主动肌收缩,拮抗肌拉伸,二者互相协调完成动作。

我们身体保持一个姿势过久或者锻炼设计不合理等,都可能会导致某一肌肉或者肌群的过度收缩,造成拮抗肌过度拉伸,久而久之就变成了各种不均衡。肌肉的不均衡对身体功能的影响包括如下几个方面。

(一)影响关节活动范围(ROM)

假设一根木棍一端固定,另一端左右两侧分别用两根皮筋拴住,通过拉伸皮筋可以令木棍倒向左右两边。假设皮筋的弹力原本可以让木棍左右各摆动 $50°$,但当一根皮筋过紧无法拉伸至正常的长度,另一侧皮筋太松没办法归位,木棍的摆动范围自然就受到影响了。肌肉一旦失衡,将直接影响关节的活动范围,这一点是很容易理解的,也是日常体适能运动中十分常见的。

(二)影响体态姿势

最常见的问题是很多人经常伏案工作,一坐就是一天。胸大肌、背阔肌、大圆肌、三角肌(前)过度收缩,三角肌(后)、冈下肌、小圆肌等不得不过度拉伸。久而久之,就产生了影响体态姿势的不良后果,体适能锻炼的重要目标之一就是优化身体姿态,还可以修复坐式生活造成的损害。

(三)影响心理状态

所谓身心合一,我们可以通过肢体来表达我们的思想,例如肢体语言。反过来当我们某个姿势待久了,也会影响到心理。提升锻炼者的精神状态,是体适能运动的重要价值之一,经常锻炼的人,整体状态会显得很好。

(四)影响运动习惯

人体是一个极为平衡的系统,肌肉最开始损伤的时候会以疼痛来警示。若听之任之,久而久之,身体便自行建立新的平衡,例如肌肉的一小部分聚集无法拉伸,周围的纤维会拉伸来补充这部分的损失,乃至周围的肌群也会共同承担,最后建立新的平衡。试想如果你左脚痛,走路的时候会不会不自主地用右脚着力,也就是说当你带着整个不平衡的身体实现各种动作时,有时候会加重损伤,因为一部分肌肉承担的太多。人体也很聪明,总会寻找"最省力"的方式,以"一方有难、八方支援"的方式完成锻炼。

二、骨位异常

我们所说的骨位异常,一般包括风湿性关节炎、类风湿关节炎、退行性关节炎、强直性脊柱炎、颈椎病、腰椎病、肩周炎、骨质增生、股骨头坏死。

(一)风湿性关节炎

风湿性关节炎是一种常见的急性或慢性结缔组织炎症,可反复发作并累及心脏。临床主要以关节和肌肉游走性酸楚、疼痛为特征。风湿性关节炎属于变态反应性疾病,是风湿热的主要表现之一,很多情况下是以急性发热及关节疼痛起病。

(二)类风湿关节炎

类风湿关节炎是一种以关节滑膜炎为特征的慢性全身性自身免疫性疾病。滑膜炎持久反复发作,可导致关节内软骨和骨的破坏、关节功能障碍甚至残废。血管炎病变累及全身各个器官,故本病又称为类风湿病。

(三)退行性关节炎

退行性关节炎又称肥大性关节炎,是指一些老年人常常会有腰痛、腿痛、关节痛,由于它多见于老年人,因而也称为老年性关节炎。

老年性退化是引起退行性关节炎的主要原因。中老年人一些组织器官会发生退行性变化,骨和关节组织也不例外。退行性变化尤其好发于承重的关节和多活动的关节。过度的负重或过度的使用某些关节,可促进退行性变化的发生。此外,如关节内骨折、糖尿病、长期不恰当地使用肾上腺皮质激素等因素,均可促进退行性变化的形成和加速已存在的退行性变化的发展。

(四)强直性脊柱炎

强直性脊柱炎属风湿病范畴,血清阴性脊柱关节病的一种,该病因尚不明确。它是以脊柱病变为主要病变的慢性病,累及骶髂关节,引起脊柱强直和纤维化,造成不同程度眼、肺、肌肉、骨骼病变,属自身免疫性疾病。近些年中医药治疗在临床上取得进展性突破,中医四联修复再生疗法——通过补气血、活肾、化瘀、修复四效合一,从内及外整体调理治疗,调节功能紊乱等,无论病史长短,患病年龄大小,一般可在 15～30d 见效,症状逐渐消失,治愈后不易复发。

(五)颈椎病

颈椎病又称颈椎综合征,是颈椎骨关节炎、增生性颈椎炎、颈神经根综合征、颈椎间盘脱出症的总称,是一种以退行性病理改变为基础的疾病。颈椎病主要是由于颈椎长期劳损、骨质增生或椎间盘脱出、韧带增厚,致使颈椎脊髓、神经根或椎动脉受压,导致一系列功能障碍的临床综合征。颈椎病表现为颈椎间盘退变本身及其继发性的一系列病理改变,如椎节失稳或松动、髓核突出或脱出、骨刺形成、韧带肥厚和继发的椎管狭窄等,刺激或压迫了邻近的神经根、脊髓、椎动脉及颈部交感神经等组织,并引起各种各样症状和体征。

(六)腰椎病

腰椎病是指因脊柱及脊柱周围软组织急慢性损伤或腰椎间盘退变、腰椎骨质增生等原因引起,在临床上表现为以腰痛、腰部活动受限和腰腿痛为主要症状的疾病。医学上所讲的腰椎病,涵盖了腰椎间盘突出、腰椎骨质增生、腰肌劳损、腰扭伤、腰椎退行性病变、风湿或类风湿性腰痛、腰椎结核、风寒湿性腰痛、淤血性腰痛、湿热性腰痛、肾虚性腰痛、颈椎病等疾患。

（七）肩周炎

肩周炎是以肩关节疼痛和活动不便为主要症状的常见病症。本病的好发年龄在 50 岁左右，女性患病率略高于男性，多见于体力劳动者。如得不到有效的治疗，有可能严重影响肩关节的功能活动。本病早期肩关节呈阵发性疼痛，常因天气变化及劳累而诱发，以后逐渐发展为持续性疼痛，并逐渐加重，昼轻夜重，肩关节向各个方向的主动和被动活动均受限。肩部受到牵拉时，可引起剧烈疼痛。肩关节可有广泛压痛，并向颈部及肘部放射，还可出现不同程度的三角肌萎缩。

（八）骨质增生

骨质增生又称为增生性骨关节炎、骨性关节炎（OA）、退变性关节病、老年性关节炎、肥大性关节炎，是由于构成关节的软骨、椎间盘、韧带等软组织变性、退化，关节边缘形成骨刺，滑膜肥厚等变化而出现骨破坏，引起继发性的骨质增生，导致关节变形，当受到异常载荷时，引起关节疼痛，活动受限等症状的一种疾病。骨质增生分原发性和继发性两种。

（九）股骨头坏死

股骨头坏死，又称股骨头缺血性坏死，为常见的骨关节病之一，大多由风湿病、血液病、潜水病、烧伤等疾患引起。坏死源于邻近关节面组织的血液供应被破坏。其主要症状是从间断性疼痛逐渐发展到持续性疼痛，再由疼痛引发肌肉痉挛、关节活动受到限制，最后造成严重致残而跛行。激素的应用亦会导致本病的发生。

三、损伤史

影响运动损伤的一个重要因素是损伤史。大多数运动员或者部分健身爱好者，都曾经因为各种原因受过伤。对损伤的认识不足，造成损伤后的治疗和恢复不充分，是导致再次受伤的重要原因。同时，有些重度损伤是不可能完全恢复到损伤前状态，会成为再次运动损伤的潜在因素。

健身活动在大多数人观念里并非危险性很高的运动，事实也是如此。所以，大家对于预防运动损伤的意识并不是很强，健身教练应该在这方面体现出专业水准，应提前做好运动损伤预防的相关工作。

四、肥胖

肥胖问题是当今社会的主要健康问题之一，很大一部分人锻炼的目的就是为了控制肥胖。从医学角度而言，肥胖是一种由多种因素引起的慢性代谢性疾病，以体内脂肪细胞的体积和细胞数目增加导致体脂占体重的百分比异常增高并在某些局部过多沉积脂肪为特点。单纯性肥胖患者全身脂肪分布比较均匀，没有内分泌紊乱现象，也无代谢障碍性疾病，其家族往往有肥胖病史。

肥胖将产生一系列导致运动损伤的因素，如关节承压的失衡、心肺压力增大等。在健康管理学科里，学者们也认为，肥胖是除吸烟之外，对身体健康危害最为严重的因素之一。

五、关节松弛

关节松弛，又称为关节过度活动综合征，是四肢关节疼痛的主要原因之一。目前，关于关节松弛的研究相对较少,欧洲有统计数据表明儿童关节松弛的发病率在12%左右。关节过度活动综合征是一种家族性、遗传性疾病,患病多见于儿童,影响患儿肢体活动和功能。

关节松弛将使运动损伤的风险大大提升。肌肉力量与关节承受力的不平衡,使得人们在运动时常常以强大的肌肉力量作为衡量运动力量上限的标准,这很容易导致严重的运动损伤或者过劳伤。

六、诱发性运动障碍

发作性运动诱发性运动障碍(PKD)又称发作性运动诱发性舞蹈手足徐动症,由 Kertesz (1967)首先报道并命名,是发作性运动障碍中最多见的一种类型,以静止状态下突然随意运动诱发短暂、多变的运动异常为特征。诱发性运动障碍具有遗传性和散发性特征。在全部病例中,有遗传家族史的病例约占60%,遗传方式大多为常染色体显性遗传,有外显不全现象。

诱发性运动障碍起病于儿童和青少年期,发病年龄从4个月至57岁,多在6～16岁,以男性多见。发作前少数患者可有感觉先兆,如受累部位肢体发麻、发凉、发紧等。发作常由突然的动作触发,如起立、转身、迈步、举手等,也可由惊吓、恐惧、精神紧张、过度换气等诱发,发作时患者表现为肢体和躯干的肌张力不全、舞蹈、手足徐动、投掷样动作等多种锥体外系症状。

人们尝试通过日常的体适能运动,来改善诱发性运动障碍的症状,但健身教练应该深刻理解诱发性运动障碍本身是运动损伤的重要影响因素,针对特殊群体,我们需要更为专业的知识来确保其体适能运动的安全性。

七、长短腿

长短腿就是人体下肢长短不齐,是相当常见而且恼人的问题。长短腿形成原因有很多种,如外伤性骨折(车祸或意外)、神经受损导致肌肉张力不协调(如脑性麻痹、中风)、感染性疾病(小儿麻痹),但也有很多是平常忽略的双足压力不均,而造成双腿不等长的长短腿。

长短腿容易导致骨盆倾斜进而出现脊椎侧弯。虽然脊椎侧弯还由很多因素造成(原发性、神经性、脊椎关节退化等),但临床上对脊椎侧弯患者作足底压力检测时,会发现很多人双脚掌的结构是高低不均的。

八、颈部僵硬/活动范围受限/头痛

颈部僵硬是指肌肉紧张,发胀、发硬、痉挛(抽筋)、运动不灵活,常见于疲劳,颈椎病肌肉僵硬为持续性的肌肉收缩过度,不但使肌肉血液供应减少,也造成代谢物等聚积,引起肌肉缺血性疼痛。后脑疼痛及头顶痛,则可能是头部或颈椎病变引起的张力头痛。各型颈椎病症状基本缓解或呈慢性状态时,可开始医疗保健操以促进症状的进一步消除及巩固疗效,日常生活中应当注意劳逸结合,端正姿势正确,避免久站久坐。

九、核心稳定不足

核心力量训练是针对人体躯干两侧肌肉群的练习而研发的,主要包括前部肌群、后部肌群和侧部肌群。实践证明,由于躯干两侧的肌群多属于小肌肉群,运动人员在实际训练中很难把握，尤其是对动作技术具有关键意义的小肌肉群，更需要通过多种方法进行练习。核心力量的训练直接影响核心稳定性，而核心稳定性是保障运动训练的重要前提条件。核心稳定性不足，将大大增加运动过程中的损伤概率。

第五节　运动损伤的外在风险因素

一、热身不充分

热身运动是指在运动之前，用短时间低强度的动作，让即将运动时将要使用的肌肉群先行收缩活动，以提升局部或者全身温度，促进血液循环，并且使体内的各种系统（包括心血管系统、呼吸系统、神经肌肉系统及骨关节系统等）能逐渐适应即将面临的较激烈活动的准备运动，能减少运动损伤的发生。

缺乏足够的热身运动是引起各种运动损伤最主要的原因之一。许多爱好运动的朋友常常进行的"拉筋"动作，其实并不能达到热身的效果。这些伸展拉筋的柔软操是用各种伸展关节的动作，将肌肉、肌腱、韧带等软组织拉松，以增加关节活动的灵活度，有预防运动损伤的作用。不过，如果针对还没有"活动开来"的"冷"肌肉强行加以拉扯，不但达不到增加柔软度的效果，反而更容易造成肌肉的伤害。最安全、最有效的方法，是在拉筋伸展动作之前进行几分钟的热身运动，使稍后将要频繁使用的肌肉先行活动开来，肌肉温度稍微提高以后，再依照正确的要领来"拉筋"，达到"热身"及"增加柔软度"的效果。

二、不适当的难度晋级

在欧美发达国家，体适能运动普及率比较高，健身教练的作用得到了广泛认可，甚至很多高素质、高学历的会员为了提升运动训练水平、减少运动损伤来参加健身教练授课学习。在中国，体适能运动的研究和普及还处于初级阶段，健身教练的整体水平还需要提升，普通会员的健康知识更是缺乏。出于对健身视觉效果的过度追求，而忽略健康和运动安全因素，在中国是十分普遍的现象，如何在全民健身、中华民族身体素质整体提升的大背景下，不断地加强相关领域的研究工作，提升大众的运动损伤知识水平，是亟待解决的问题。

三、混淆肌肉酸痛与关节痛

肌肉酸痛在很多时候被运动者理解为锻炼效果的一种体现，在不过度锻炼的情况下，正常的肌肉酸痛是可以接受的，但关节疼痛，一定是运动损伤的表现。将两者混淆，会产生非常严重的后果，即关节损伤会进一步加剧，进而导致慢性的、不可逆的损伤。

正常的肌肉酸痛一般在 24～48h 之内就会消失，还可以忍耐，但关节疼痛则很难忍受。如果一项运动或训练引起"啊"的尖锐疼痛，就应该立即停止，不应该强行忍痛进行，应调整或更换一个不会疼痛的动作。如果是从损伤中恢复，那么这点就尤为重要。尖锐的剧痛常导致更多炎症，并延迟损伤的痊愈，而且说明身体的某个部位出现了问题。

四、肌肉疲劳

正如疲劳驾驶容易导致交通事故,过度疲劳的体适能训练也会急剧增加运动损伤发生的可能性。肌肉在反复工作的情况下会导致做功能力下降,这种现象就是肌肉疲劳。肌肉疲劳会在以下几个方面增加运动损伤的风险。

(一)动作变形

过度的疲劳,会导致体适能运动动作的变形,动作变形是引起损伤的重要因素之一。

(二)肌肉力量下降

疲劳导致肌肉力量的下降,容易产生肌肉损伤或者其他意外损伤,如平板卧推和重力深蹲过程中,由于疲劳,即使采用日常重量配置也会发生意外的损伤。

五、大量的重复运动

在体适能训练过程中,往往会涉及大量的重复运动,一组一组的运动设计方案,其科学性要求非常高,过度的大量重复运动,对关节和肌肉的损伤都是十分严重的。

六、中心线不当或技术差

体适能运动训练过程中的技术动作错误,也是导致运动损伤的重要因素。其中,中心线不直是主要的原因。中心线是力量的主要承载区域,直立的中心线使得运动力量在躯干部分的承重不产生过度摩擦和弯折,所以不容易受到伤害,一旦中心线偏离,力量的承载则落到关节处,是十分容易造成创伤的。

与此同时,运动训练技术的不足,动作不标准,也是导致运动损伤的重要原因。无论在竞技类运动还是在大众健身运动中,这一点都是至关重要的。

七、不适合的鞋

脚部是运动训练中力量的重要支点,体重是人们在进行体适能运动中的力量组成部分。不可否认,例如平板卧推等形式的运动,重量承载在脚部的比例极低,甚至没有。但大多数运动,脚部的力量承载都比较大,因此不适合的鞋将会导致运动损伤的概率大大提升。例如对于女性而言,穿高跟鞋进行体适能锻炼,就很容易崴脚,长此以往,即使不造成急性运动损伤,也会造成运动系统慢性损伤。

寻找一双适合自己的运动鞋十分重要,目前在欧洲有些厂商提供运动鞋的定制业务,在条件允许的情况下,定制运动鞋是个不错的选择。

八、环境因素

运动训练的环境因素也逐渐成为运动损伤的影响因素之一。近年来,跑步成为一项大众热衷的运动形式。因为其简单易行,且因马拉松运动的促进作用,跑步得到了大众广泛的青睐。但由于近年来空气污染比较严重,长时间在 PM2.5 过高的环境下进行有氧慢跑,对身体的伤害是不言而喻的。也正是如此,我们需要注重锻炼环境的塑造,例如对跑步的空间进行空气净化处理。

第六节 运动损伤的预防原则

一、加强安全教育

平时要注意加强防伤观念的教育,无论是健身运动还是在体育教学、训练或比赛中都要认真贯彻以预防为主的方针。在社会体育指导员、体育教师、教练员和运动参与者中,要普及运动损伤的预防知识,经常进行安全教育,克服麻痹思想,养成良好的体育道德风尚。

少年儿童由于运动经验不足,缺少防伤意识,运动中好胜心强,盲目从事力所不能及的运动,极易导致运动损伤的发生。女生在体育运动中,有胆小、害羞、畏难等情绪,做动作时表现为恐惧、犹豫或紧张等,也容易导致运动损伤。上述这些情况都应在预防工作中引起重视。

二、认真做好准备活动和整理活动

在正式运动或比赛之前,运动员应充分做好准备活动。准备活动的目的是提高中枢神经系统的兴奋性和克服自主神经的惰性。通过全身各关节、肌肉的活动加速全身的血液循环,使肌肉组织得到充分的血液供应,增强肌肉的力量和弹性,并恢复技术动作的条件反射,为正式活动做好充分的准备。准备活动应注意以下要求:

(1)一般准备活动要做充分,使身体明显发热,并微微出汗。

(2)专项准备活动一定要有针对性,与后面的正式活动建立有机的联系。

(3)准备活动的内容与负荷应依据正式活动的内容、个人身体机能状况、当时的气象条件等因素而定。

(4)加强易伤部位的准备活动,一般需要加大局部活动的比重。

(5)在损伤康复期,损伤部位的准备活动要慎重,动作要和缓,幅度、力度、速度要循序渐进。

(6)在运动中,间歇时间较长时,应在运动前再次做好准备活动。

(7)准备活动结束与正式活动的间隔时间,一般以 1~4min 为宜。

(8)在准备活动中进行适当的肌肉力量练习(针对易伤的肌肉),对提高肌肉温度和改善肌肉功能很有益处。此外,在准备活动中加入一些肌肉伸展练习,对预防肌肉拉伤有积极的效果。除了要做好准备活动外,还要注意运动后的放松练习。其中,肌肉的拉伸练习对放松局部肌肉,防止肌肉僵硬和肌肉劳损都有良好的作用。对负荷较大的关节,运动后可适当采用冷疗的方法,使局部组织尽快降温,对防止某些慢性损伤有一定的作用。

三、合理安排运动负荷

运动负荷安排不足,不能出现生理性的"超量恢复",达不到促进人体运动能力提高的目的。运动负荷安排过大,超出了人体所能承受的能力,不仅会使运动系统的局部负荷过重,还会导致中枢神经系统疲劳,致使全身机能下降,协调能力降低,注意力、警觉反应都减弱,从而容易发生损伤。如果局部的运动负荷长期过大,则会导致一些慢性损伤。为了减少因此发生的损伤,体育运动指导者和参与者都应严格遵守体育运动的基本原则,根据年龄、性别、健康状况、训练水平和运动项目的特点,个别对待,循序渐进,合理安排运动负荷。

少年运动员和女性运动员的运动负荷更应注意合理安排。少年儿童不宜过早地进行专项训练,不宜参加过多的比赛和过早地追求出成绩。合理地安排运动负荷,预防运动损伤发生,对提高运动成绩有着重要的意义。

四、正确掌握技术动作

技术动作错误,可以直接造成运动损伤。反复进行错误动作的练习,不仅运动成绩不会提高,相反会造成局部过度负荷,引起损伤不断发生。因此,应注意在动作形成阶段,不断调整动作的节奏和结构,使之合理化,避免运动损伤的发生。

五、加强易伤部位的练习

根据运动项目的技术、战术特点,加强对易伤部位和相对薄弱部位的练习,提高其功能,是预防运动损伤的积极措施。例如为了预防膝部损伤,就要注意加强股四头肌力量的练习,以稳定膝关节;为了预防腰部损伤,除应加强腰部肌肉力量练习外,还应加强腹肌的练习,因为腰部受伤,从某种意义上讲也与其拮抗的腹肌有关,腹肌力量不足,易使脊柱过度后伸而致腰部损伤;为预防股后肌群拉伤,在锻炼其肌肉力量的同时,还应注意加强肌肉的伸展性练习。

另外,对陈旧性的损伤部位也应加强功能练习,使之能够维持应有的生理功能,以防止重复性损伤。

六、合理安排教学、训练和比赛

教师要认真钻研教材,充分备课,应对教学、训练中的重难点,以及对容易发生损伤的动作做到心中有数,事先要采取相应的预防措施,遵守循序渐进和个别对待的原则。学习技术动作应从易到难、由简单到复杂、从分解动作到整体动作来进行。

七、加强运动中的保护和帮助,合理使用运动护具

在进行某些容易造成损伤的运动项目时,要根据运动的内容和运动者的具体情况,采取合理的保护和帮助,尤其在学习新技术动作时更应注意。教师应将正确的保护与自我保护方法传授给学生。例如,摔倒时,要立即低头、团身、屈肘,以肩背着地,就势滚翻,不可直臂撑地;从高处跳下时,应双膝并拢,先以前脚掌着地,然后过渡到全脚掌以增加人体的缓冲作用。

合理使用运动护具和保护带可以有效地减少运动损伤的发生。特别是在对抗性较强的运动项目中显得尤为重要,如足球、曲棍球等,都需要专业护具的保护。护具的选择一定要符合专项特点,并及时淘汰和更新,以达到最佳的防护效果。

八、加强医务监督

对体育运动参与者,应定期进行体格检查。参加重大比赛的前后,要进行身体补充检查,以观察体育锻炼、比赛前后的身体机能变化。对体检不合格者,则不允许参加比赛。伤病初愈者参加体育活动或训练时,应取得医生的同意,并做好自我监督。医务监督一般包括以下内容。

（一）一般内容

每天记录晨脉、自我感觉，每周测一次体重。如果晨脉逐日增加，自我感觉不良，运动成绩下降，机能试验时脉搏恢复时间延长，说明身体机能不良，应及时到医院查明原因。女性要遵守月经期的体育卫生要求，做好监护工作。

（二）重点内容

根据不同项目特点和运动创伤的发生规律，应特别注意观察运动系统的局部反应，如局部有无肿胀和发热、肌肉有无酸痛、关节有无肿痛等。如果有不良反应应及时请医生诊治，此时不宜加大运动负荷，更不宜练习高难度动作。另外，还应经常认真地对运动场地、器械、设备以及个人运动服装、鞋、袜及防护用具等进行安全检查。

第七节　运动损伤的治疗原则

一、运动损伤的现场急救原则

运动损伤的急救，是在运动现场对伤员采取迅速合理的急救方法。它不仅能挽救伤员的生命、减轻痛苦和预防并发症，而且还可以为进一步治疗及康复创造良好的条件。

（一）保证生命安全

当运动员发生损伤之后，保证生命安全是第一位的。仔细迅速地评价运动员的伤害情况，不仅可以及时挽救其生命，而且可以防止进一步的损伤。如果伤员出现意识障碍，在迅速呼叫急救人员的同时，随即进行重要生命体征检查。检查包括气道、呼吸、循环、功能障碍和暴露，即 ABCDE 五个方面。

1. A＝气道（airway）

气道通畅是保证呼吸功能正常的基本条件，应首先检查气道是否通畅。

2. B＝呼吸（breathing）

通过倾听有无呼吸声音，感觉有无气流通过伤员口鼻和观察有无胸部起伏可以做出判断，如果呼吸停止应立即进行人工呼吸。

3. C＝循环（circulation）

判断血液循环是否正常，通常采用检查脉搏的方法。一般检查腕部或颈部动脉搏动情况。如果伤员的呼吸和心搏都正常，便可以进行下一步的损伤情况检查。

4. D＝功能障碍（disability）

主要进行神经系统检查，评价神志水平、瞳孔大小和反应、眼睛运动反应。应该记录最初的检查结果，以便与后来的检查进行对比。

5. E＝暴露（exposure）

应该暴露身体受伤部位，以便观察出血、骨折和挫伤等病变。另外，要及时暴露上肢，便于测量血压。

（二）控制大出血

完成生命体征检查后，要检查有无大出血，在进行心肺复苏的同时要及时处理大出血。当组织被切伤、刺伤、撕裂、挫伤或擦伤时都可能会引起出血，常表现为外出血。肌肉拉伤、内脏破裂、肾脏挫伤等可以发生内出血。任何动脉或无法控制的静脉出血都会危及生命，如果

伤员发生严重出血,立即采用下列步骤进行处理:

(1)寻求急救人员的帮助。

(2)用消毒纱布或洁净的棉布覆盖伤口。

(3)用手直接按在伤口的纱布上。

(4)抬高患肢。

(5)必要时还要处理休克。经过以上步骤处理后,出血应该停止,如果没有停止可以试着通过按压供血动脉来减少出血。

(三)控制可能加重全身状况恶化的情况

在止血的过程中,要注意控制可能导致全身状况恶化的情况。在发生骨折、脊柱损伤、大出血时,除了损伤等本身带来的影响之外,还可能导致机体发生更加严重的问题。如骨折不进行临时固定可能导致骨折断端损伤周围的血管和神经,脊柱损伤后不进行合理的固定和搬运导致脊髓损伤,出血无法制止导致失血性休克等。

当身体某部位受伤时,在保护好受伤部位的同时,还要注意减少周围组织损伤的可能,特别是发生了严重的骨折、受伤时,因为这类损伤可能同时导致周围组织的损伤。如骨折断端刺伤周围的神经或血管;踝关节扭伤时不仅伤及韧带,出血和肿胀还会影响周围组织的正常功能,如踝关节扭伤会使周围的皮肤颜色改变和发生肿胀。另外,当机体发生损伤、疾病或脱水时,身体为了保证血液、水和氧气对大脑、心脏、肺等生命重要器官的供应而进行血液的重新分配,这时可能会导致身体的一些器官发生损害,从而导致全身性的组织损伤。如除了呼吸、心搏停止以外,休克、中暑和体温过低也会对机体产生严重影响,因此要及时处理。

(四)固定受伤肢体

骨折、关节脱位和半脱位、二度和三度的韧带撕裂必须用夹板进行固定,以防止组织进一步损伤。

(五)处理慢性出血

固定损伤部位后,应及时处理刺伤、裂伤或切伤后的局部出血。

二、运动损伤的一般处理原则

(一)开放性软组织损伤的处理原则

治疗开放性软组织损伤的目的是修复损伤的组织器官和恢复其(正常的)生理功能。处理复杂的伤情时,首先应解决危及生命的问题和其他紧急问题。对一般开放性软组织损伤可以局部治疗为主,基本处理包括止血、清创、修复组织器官和制动。开放性损伤一般均有不同程度的污染,需要进行清洗和消毒,尽量除去伤口中的细菌和其他污染物,然后根据不同损伤类型、部位进行处理。

(二)急性闭合性软组织损伤的处理原则

急性损伤指的是由于一次暴力导致的损伤。其特点是伤者可以清楚地描述损伤的时间、地点及损伤动作。急性闭合性软组织损伤多由钝力或突发性过度负荷所致,如肌肉拉伤、关节扭伤、急性腰扭伤等。急性闭合性软组织损伤的病理过程可分为 4 个阶段:①组织损伤出血。②急性炎症反应。③组织再生。④瘢痕形成。

急性闭合性软组织损伤的治疗原则,按不同的病理过程可分为早、中、后 3 个时期。

1.早期处理原则和方法

急性闭合性软组织损伤在 24～48h 内为早期阶段。此时的损伤导致局部组织的撕裂或断裂,血管损伤出血、渗出,出现明显的炎症反应,产生明显疼痛和功能障碍。局部肿胀和炎症反应引起的血液循环障碍可压迫邻近组织,造成组织缺氧,引起进一步组织损伤。适宜的处理方法可以将这个过程对人体的影响降低到最低限度。早期处理的主要目的是尽快止血,防止或减轻局部炎症反应和肿胀,减轻疼痛。处理原则是适当制动、止血、防肿、镇痛、减轻炎症反应。处理方案的描述可采用 PRICE 加以记忆。

(1)P＝保护:可通过夹板固定骨折部位,关节脱位、拉伤可采用其他措施加以保护,目的是减轻痛苦,促进创伤的愈合和防止再损伤。保护的另一层含义是不要轻易移动伤员,从而减少加重损伤的危险。

(2)R＝休息:运动员受伤后要立即退出比赛,未经医生检查允许,伤者不能恢复比赛。继续运动会加重损伤。如详情不明,出现下列任何一种情况,运动员在恢复运动或训练前必须经过医生的检查和同意。

1)功能性障碍,如不能行走、跑、冲刺、跳跃、单腿跳或运动时出现疼痛,或者不能投掷、抓球、击球或控制球。

2)发热。

3)由于头部损伤导致头痛、记忆力下降、头晕、耳鸣、意识丧失。

4)发生中暑或体温过低。

5)运动时疼痛加重。

(3)I＝冷疗:研究证明,及时降低受伤组织的温度有许多益处。损伤后的 24～72h 内,冷疗可以使局部血管收缩从而减少出血和渗出,减弱炎症反应,减轻由于充血、出血和渗出引起的疼痛和肿胀,降低组织的代谢率,减少对营养物质和氧气的需求量。可采用局部冷(冰)水浴、冰按摩、冰袋和局部喷射冷冻剂的方法。冰袋的效果最好,可以直接放在伤处。每次冷疗时间为 15～20min,伤后 24～48h 内,每隔 1～2h 可重复进行一次,24～48h 内不要在肿胀局部进行热疗,热疗会使血管扩张和增加局部血流量,从而加重充血和肿胀。

(4)C＝加压包扎:加压包扎可以使组织间隙压力升高,从而减少出血和肿胀,加压包扎可以在冷疗过程中或之后进行,从损伤部位的远端向近端牢固包扎,每层绷带有部分重叠,开始部分包扎得紧一些,向上到达伤口部位时稍微松一些。冰袋可以放在加压包扎的绷带上面。另外,要经常检查皮肤的颜色、温度和损伤部位的感觉,保证绷带没有压迫神经或阻断血流。24h 后可以拆除加压包扎。

(5)E＝抬高伤肢:在损伤后的 24～48h 内,尽量使伤肢的位置抬高至心脏水平,这有助于加速静脉血液和淋巴液的回流,减轻肿胀和局部淤血。另外,如果有严重疼痛者可以使用镇痛药加以控制,受伤局部轻微的主动或被动活动,可以促进静脉血液和淋巴液回流,减轻肿胀。

2.中期处理原则和方法

损伤 24～48h 后进入中期阶段,这时受伤部位的出血停止,急性炎症逐渐消退,但仍有淤血和肿胀,肉芽组织开始生成和长入,形成瘢痕组织。中期处理的主要目的是促进损伤部位的修复。处理原则是改善伤部的血液和淋巴循环,减轻淤血;促进组织代谢和渗出液的吸收,加速再生修复。

常用的处理方法有热疗、按摩、针灸、拔火罐等,同时这个阶段要根据受伤情况进行适当的功能锻炼,适当使用保护支持带,使受伤组织在保护下进行主动或被动的运动,以避免肌肉、关节和韧带的再损伤。

3.后期处理原则和方法

运动损伤后期的主要表现是损伤部位已经基本修复,临床表现已基本消失,但功能尚未完全恢复,运动时仍感疼痛、酸软无力。有些严重病例可因粘连或瘢痕收缩出现伤部僵硬、活动受限等情况。

这一阶段的主要目的是功能恢复。处理原则是增强和恢复肌肉、关节的功能。如有瘢痕,应设法使之软化、松解。治疗方面可采取热敷、按摩、拔罐、药物治疗(如外敷活血生新剂)、中药外敷或熏洗。同时应根据伤情进行适当的康复功能锻炼,以保持机体神经、肌肉的良好功能状态,维持已经建立起来的条件反射以及各器官与系统间的联系。

(三)慢性闭合性软组织损伤的处理原则

慢性损伤指的是由于反复微细损伤的积累,或者是由于急性损伤后处理不当,过早恢复训练导致局部发生以变性和增生为主的损伤性病变。这类患者常无法说明损伤发生的确切时间及损伤动作。其处理原则是改善伤部血液循环,促进组织新陈代谢;注意合理安排局部负担量。因为损伤部位对运动负荷的承受能力会明显下降,如果不控制好运动量有可能导致损伤重复发生。

处理方法与急性闭合性软组织损伤后期基本相同,治疗方法以按摩、理疗、针灸、封闭和功能锻炼为主,适当配以药物治疗,如用旧伤药外敷或海桐熏洗药熏洗等。

第二章 运动损伤的基本处理

第一节 运动创伤的现场救护

现场救护是指在事发现场对伤病员实施及时、有效的初步救护,是立足于现场的救护。运动中发生急性创伤,轻者造成体表损伤,引发疼痛和出血;重者引发骨折、肌肉韧带断裂,甚至引发危及生命的危重症,如休克、内脏器官损伤、颈椎骨折和大脑损伤等。救护者通常可根据神志、呼吸、循环、功能障碍、局部情况立即进行验伤判定伤情,以决定是否需紧急救护、是否需停止运动处理或是简单处理仍可以继续运动。一般在体育教学或健身俱乐部等场所,运动现场救护通常是由体育教师或教练等第一目击者完成,因此体育专业学生、教师或教练必须熟练掌握现场救护技能。

一、运动创伤现场救护目的和原则

现场救护的目的是保护伤员生命安全、防止损伤加重、减轻患者痛苦、预防并发症,并为伤员的快速转移和进一步治疗创造条件。出现危重症时如不进行现场救护而直接送医院往往会丧失最宝贵的几分钟、十几分钟的"救命黄金时间",造成不可挽回的损失,以至危及生命。因此现代救护要求第一目击者在现场对发生意外伤害者进行快速、正确、有效的初步救护。所谓第一目击者即在现场为突发伤害、危重疾病的伤病员提供紧急救护的人。

运动创伤现场救护原则:急救时必须抓住主要矛盾,分清轻重缓急,先救命后治伤、先重后轻、先救后送,同时也要注意自身的防护和安全。

二、运动创伤现场检查与救护程序

(一)现场评估判断伤情

使运动者在运动过程中倒地不起的,既可能是创伤性疾病,也可能是晕厥、猝死等非创伤性病症,救护者必须立即快速地在原地进行初步的检查以评估伤情。

(1)首先检查是否有危及生命的伤害,包括检查神志是否清醒,气道是否通畅,是否有颈椎骨折,呼吸、脉搏、体温等生命体征是否正常,是否有大出血,同时要注意面部表情、四肢末梢是否冰冷等。如伤员倒地不起,需要立即询问姓名,回答清晰表明神志清楚,气道畅通;回答不清或发出呻吟声、喘息声、咕噜声表明气道不通畅;如刺激也无反应则是昏迷。

(2)如无上述威胁生命的伤害,应随即根据受伤史或某处突出征象重点检查有无威胁肢体的伤害,包括检查头、脊柱、胸、腹、骨盆、四肢等有无骨折、关节脱位、神经损害。具体内容如下。

1)头颈部损伤检查:保持伤病员平卧位,用指腹从上到下按压颈部后正中线,询问是否有疼痛感,如提示颈椎骨折情况时需注意固定头颅再检查。注意检查瞳孔大小,耳道、鼻孔有无血液或脑脊液流出,如有则可判断发生颅底骨折。

2)脊柱及脊髓功能检查:保持脊柱沿轴线侧翻伤病员,用指腹从上到下沿后正中线按压,询问是否有疼痛感,如有则可判断发生脊椎骨折。令伤病员活动手指和足趾,如运动消失,则可判断发生瘫痪。

3）胸部检查：询问疼痛部位，观察胸廓的呼吸运动、胸部形状。救护员双手放在伤病员的胸部两侧，然后稍加用力挤压伤病员胸部，如有疼痛则可判断发生肋骨骨折。

4）骨盆检查：询问疼痛部位，双手挤压伤病员的骨盆两侧，如有疼痛则可判断发生骨盆骨折。

5）四肢检查：询问疼痛部位，观察是否有肿胀、畸形，如有，则可判断发生骨折、关节脱位；手握伤病员腕部或踝部轻轻活动，观察是否有异常活动，如有则可判断发生骨折、关节脱位。

（二）现场救护的程序

（1）现场评估如有危及生命的征象，如出现呼吸心搏停止、窒息、大出血、休克征象时表明伤势危重，需立即抢救。首先应紧急呼救，拨打120急救电话，报告地点、伤员伤势、特殊援助及联系方式。同时进行下述急救：如有呼吸、心搏停止，立即进行心肺复苏；如有气道阻塞、意识障碍者要立即保持呼吸道通畅；如有休克立即抗休克；如有大血管损伤出血应立即止血。整个急救期间皆需稳定头颅，如考虑有颈椎损伤，应立即用衣物或颈托固定颈部。

（2）如无威胁生命的伤害，根据有无威胁肢体的伤害进行救护。现场评估存在威胁肢体的伤害，则进行相应的下述急救处理。

1）怀疑脊柱骨折或提示有颅脑损伤应立即安全转移至担架。

2）开放性损伤应妥善包扎伤口。优先包扎头、胸、腹部伤口，然后包扎四肢伤口。

3）四肢骨折、关节脱位则立即固定。

4）安全、有监护地迅速转运伤病员到最近的医疗机构接受进一步诊治。

（3）如无威胁生命及肢体的伤害，则可移至场边做进一步深入检查或立即进行 PRICE 处理再检查。运动员如仅为软组织扭挫伤或擦伤，则处理后经功能测试确定能否立即重返赛场。

三、休克急救与现场处理

休克是指机体受到有害因素强烈刺激，导致有效循环血量不足和细胞急性缺氧时呈现的一种急性全身性病理过程。如不及时纠正，会导致死亡。在运动损伤中，一旦发现有可能发生休克的情况时，要积极预防，如已发生休克则应立即积极进行抢救。

（一）运动中休克的常见原因和机制

失血、脱水、创伤和心功能衰竭等多种原因都可以导致运动中休克的发生。运动创伤所致的休克多因大失血和剧烈疼痛引起。休克在临床上以急性周围循环衰竭为特征，有效循环血量锐减是该综合征的主要矛盾。由于有效循环血量绝对或相对显著减少，导致微循环灌注不足，使全身各组织器官缺血缺氧，最终使机体发生一系列代谢紊乱和功能障碍，严重者甚至可引起死亡。无论何种休克，发展到一定程度，其临床表现、病理生理过程和预后都是一致的。与运动创伤密切有关的休克有下列两种。

1. 失血性休克

急剧的大量出血，是运动损伤后发生休克的常见原因。严重的软组织挫伤并发肝、脾破裂，多发性骨折，骨盆骨折或股骨干骨折等，通常都伴有较多的失血。正常健康成人，每千克体重平均血量约为75mL（肌肉发达的运动员约90mL），总血量为4000～5000mL。当一次急性失血量不超过总血量的1/4（约1000mL）时，机体可通过神经体液的调节和代偿机制，将血压维持在基本正常的水平。如果出血量达全身血液总量的 1/3(1500mL)或以上,血压下降,有效循环血量骤减,就会导致微循环灌注严重不足而发生休克。

2.创伤性休克

严重创伤除引起大量失血外,还会发生剧烈疼痛,这一强烈的痛觉刺激传至大脑皮层,可反射性地引起中枢抑制,致使血管广泛扩张,大量血液淤滞在扩张的周围血管,使有效循环血量相对不足,从而引起全身各组织器官缺血缺氧,引发休克。脊柱骨折可引起脊髓损伤,后者可阻断血管运动中枢与周围血管的联系,从而使血管扩张,亦可致有效循环血量骤减,引起休克。

如果在发生休克的同时,伴有呼吸道梗阻、循环功能障碍、组织大量坏死,或长时间使用止血带突然松解以及疲劳、饥饿、寒冷甚至精神过度紧张等情况,都可能加重休克的病理进程。

(二)休克的征象

根据休克的病理发展过程,可将其分为休克早期(代偿期)和休克期(失代偿期)。

休克早期表现为神情紧张烦躁、面色苍白、口渴、出冷汗、手足湿冷、心率快、气促等,这时血压正常或稍低,脉压降低(低于 30mmHg)。此期为轻度休克,时间较短,易被忽略,但却是抢救休克的关键时期。如果处理得当,轻度休克可以很快得到纠正;若处理不当,则会进入休克期,即中度休克甚至重度休克。

休克期患者表现为神志淡漠、反应迟钝、口唇及肢端发绀,皮肤苍白、发冷,脉搏细弱,颈静脉塌陷,血压持续下降。通常收缩压降至 90mmHg 以下,脉压小于 20mmHg 是运动中休克存在的表现。若病情进一步恶化,表现为神志模糊,甚至昏迷,可出现进行性呼吸困难或咳出粉红色泡沫样痰,心搏、呼吸停止,最终死亡。

(三)休克的现场急救

运动中一旦发生严重损伤,要随时观察伤员的情况。休克现场判断注意:一看,看意识、肤色、颈静脉、呼吸和甲床;二摸,摸肢体温度、湿度和脉搏,当出现休克早期的征象时,应针对引起休克的原因,迅速进行现场急救。

(1)安静平卧或休克体位(上半身抬高 20°~30°,下肢抬高 10°~15°),有呼吸困难者采用半卧位,保暖,保持呼吸道畅通,周围环境通风,并进行必要的安慰和鼓励,以消除伤员心理负担,树立其战胜伤痛的勇气。在急救过程中应尽量减少搬动或移动伤员,以免造成更大伤害。在不影响伤肢或伤口的情况下,尽可能将伤员穿着的潮湿运动衣除去,并覆以毛毯或大毛巾以保暖,在炎热天气时应注意防暑降温。对于清醒的伤员可喂食少量的淡盐水。

(2)昏迷者侧卧位,并可针刺或点掐急救穴,如人中、百会、涌泉、内关、合谷穴等。对于神志模糊或者昏迷的伤员,则禁止喂食饮料或任何流质的食物,以免因误吸入气管导致窒息。

(3)积极消除病因:出血者采取有效方法止血,骨折者宜立即固定等。

(4)呼吸、心搏暂停者,应立即进行人工呼吸和胸外心脏按压。

(5)边现场急救、边迅速送医院或及时呼叫"120",请急救中心前来救治。

第二节　运动伤害救护技术

运动时如出现危及生命或肢体的征象,如呼吸心搏停止、窒息、大出血、骨折、关节脱位,需立即进行救护。常用救护技术包括心肺复苏、止血、包扎、固定、搬运。

一、心肺复苏

心肺复苏（CPR）是针对心搏、呼吸骤停的患者而采取的急救措施，包括胸外心脏按压和口对口人工呼吸，是现场急救心搏、呼吸骤停最简便、最有效的处理措施。

（一）现场救护的"生命链"

运动时出现呼吸、心搏停止时，现场的救护与患者生命得失攸关。通常心脏骤停 3s 即会头晕，10s 可发生晕厥，30s 可发生抽搐，45s 瞳孔散大，60s 呼吸停止、大小便失禁，4～6min 大脑细胞即可发生不可逆性损害，因此心脏骤停需在 4min 内开始心肺复苏。复苏越早，成功率越高。一般 4min 内启动心肺复苏，成功率可超 50%；而 4～6min，则成功率仅为 10%；超过 6min，则成功率不足 4%。

"生命链"是近 20 年来在国际上出现的一个急救专有名词，它是针对现代社区、生活模式而提出的，以现场第一目击者为开始至专业人员到达进行抢救的一系列活动而组成的"链"。"生命链"有 5 个相互联系的环节序列：迅速识别心脏骤停并启动急救系统；尽早进行心肺复苏，着重于胸外按压；快速除颤；有效的高级心血管生命支持；综合的心脏骤停后治疗。其中前 3 个为现场急救措施，是基础生命支持系统，由第一目击者完成，后两个为高级生命支持系统，由专业医生完成。

（二）心肺复苏术流程

运动时非创伤性地突然倒地不起，第一目击者应立即轻拍伤病员双肩，在两侧耳朵呼唤观察有无反应，并检查呼吸和心搏（普通急救者可不检查心搏），意识不清，不能回答，无活动，对刺激无任何反应（如眨眼或肢体移动等）即为无反应；呼吸检查时看胸部有无起伏，并将自己耳朵或面颊贴近患者嘴鼻，如胸部无起伏、耳听无气流、面部感觉无气息即可说明呼吸停止。检查无反应并且无呼吸或无正常呼吸（即仅有喘息），就要假设患者发生了心脏骤停并且立即启动紧急反应系统，即拨打 120 急救电话，随即按 CABD 程序进行心肺复苏。

（1）C（compression）——胸外心脏按压。通过按压胸骨可建立暂时的人工血液循环，为大脑和心脏提供血供以维持生命，并为心脏自主节律恢复创造条件。胸外心脏按压较常见并发症为肋骨骨折，继而可损伤心、肺、肝或脾，应尽量避免。

（2）A（airway）——开放气道。其目的是维持呼吸道通畅，保证气体自由进出气道。开放气道对口对口吹气至关重要。

（3）B（breathing）——人工呼吸。借助人工方法维持气体交换以改善缺氧并排出 CO_2，为自主呼吸创造条件。口对口人工呼吸是现场最简便有效的通气方法。

（4）D（defibrillator）——心脏除颤。当心脏即将停止前，多会出现心肌纤颤现象，早期对患者实施心脏除颤，就能够及时恢复心脏自主跳动，避免心肌细胞坏死。

首先进行 30 次心脏按压，随即开放气道，并进行 2 次人工呼吸，然后成人按 30∶2（儿童为 15∶2）循环进行心脏按压和人工呼吸，每 5 个循环（2min）检查颈动脉搏动（少于 10s）一次，直至呼吸、心搏恢复。如有除颤器则尽早使用。复苏有效时患者的口唇、甲床转为红润，散大的瞳孔逐渐缩小，最终自主心搏、呼吸恢复，神志清醒。

（三）溺水的急救

溺水时，水经口鼻进入肺内造成呼吸道阻塞或因呛水、惊恐、寒冷等刺激反射性引起喉、气管、支气管痉挛而窒息,时间稍长即可引起心脑功能受损,进而呼吸停止,随即心搏停止,危及生命。不习水性而落水者,不要惊慌,应迅速采取自救措施:仰浮于水面,尽量使口鼻露出水面,进行呼吸,不能将手上举或挣扎,以免身体下沉。溺水者救上岸后应立即实施以下抢救措施。

(1)立即清除口鼻内的污泥、杂物、假牙,保持呼吸道通畅,随即快速检查呼吸、心搏。

(2)如呼吸、心搏尚存,应立即进行控水。把溺水者放在斜坡地上,使其头向低处俯卧,压其背部,将水控出。如无斜坡,救护者一腿跪地,另一腿屈膝,将患者腹部横置于屈膝的大腿上,头部下垂,按压其背部,将口、鼻、肺部及胃内积水倒出。溺水者一般仅有少量水会进入肺部,溺水者获救后之所以会喷出水,通常是来自溺水者胃部的积水。救生员应采取上述措施让胃部积水自然流出来。

(3)对呼吸已停止的溺水者,应立即进行人工呼吸。注意此时吹气量要大,足以克服肺内阻力才有效。

(4)如呼吸、心搏均已停止,应立即进行人工呼吸和胸外心脏按压。

(5)急救过程中,必须注意溺水者是否有颈椎损伤,以免急救不当造成严重后果。对溺水者的现场急救处理不要轻易放弃,一直到医生到达现场或边抢救边送医院。

二、运动创伤现场救护基本技术

(一)止血

出血是创伤常见的突出表现,大出血可使伤员迅速陷入休克,甚至致死,因此必须及时止血。

1.出血分类及特点

血液是维持生命的重要物质,约占自身体重的8%。出血的危害与出血速度和数量相关。突然失血占全身血量的20%(约800mL)以上可造成轻度休克,失血占全身血量的40%(约1600mL)以上可造成重度休克。

出血按出血部位可分为外出血和内出血。外出血是指血液从体表伤口处流向体外的出血,这种出血比较直观,出血量也较易估计。内出血是指体表没有伤口,血液从损伤的血管流向组织间隙(如皮下组织、肌肉间隙等)、体腔(如颅腔、胸腔、腹腔等)或管腔(如呼吸道、消化道等)的出血,这种出血不易被发现,若处理不及时,易发展成大量的内出血,引起失血性休克,甚至导致死亡。

按受损的血管不同,出血又分为动脉出血、静脉出血、毛细血管出血和混合出血。动脉出血特点:血色鲜红,呈喷射状,间歇性地从伤口射出。由于动脉出血的流速快,流量大,若为大动脉的出血,止血不及时,可迅速引起死亡。静脉出血特点:血色黯红,呈持续性从伤口涌出,其出血速度虽相对较缓慢,但大的静脉血管出血(如大隐静脉、颈静脉等),如若不及时止血,仍有生命危险;毛细血管出血多见于皮肤表层擦伤,其特点:血色红,血液从伤口渗出,正常人一般可自行凝固止血。因运动损伤引起的出血,少有单一血管的出血,多为静脉、毛细血管或小动脉混合性出血。

2.止血方法

止血方法主要有直接压迫法、加压包扎法、间接指压法、加垫屈肢法、填塞法、止血带法,另外患肢抬高法是作为上述止血方法的辅助手段。

(1)直接压迫法:是指用敷料覆盖伤口后直接用手压迫出血部位的止血方法。适用于中小静脉和毛细血管出血,是现场临时止血常用方法。但面积大的损伤,难以止血。

(2)加压包扎法:是指对出血部位在施加一定压力的情况下进行包扎的方法。适用于细小动脉、细小静脉和毛细血管出血,此法简单、有效。伤口无异物时可直接加压包扎止血,有异物时用间接加压包扎止血。

(3)间接指压法:是指用手指将身体浅部的近心端动脉压在相应的骨面,暂时中断血流,以止住该动脉供血部位出血的止血方法。此法适用于动脉出血时的临时急救。大动脉出血时此法是挽救生命的关键措施,可以结合包扎法止血。

(4)加垫屈肢法:是指用棉垫或柔软的衣物垫置于关节窝后屈肢进行包扎的方法。此法通常用于肘、膝关节以下部位大出血,且无肢体骨折者。

(5)填塞法:是指用消毒棉球或纱布垫填充伤部的压迫止血方法。适用于伤口较深较大,出血多,组织损伤严重的现场急救。常用于鼻部外伤所引起的出血。另需注意填充物应塞紧,充填后止血效果不佳或因鼻骨骨折引起的出血,应立即送医院处理。

(6)止血带法:是指用止血带对出血伤口近心端的肢体进行捆扎的止血方法。常用的止血带有橡胶管、橡皮带及充气止血带等。急救时如无现成的止血带,也可用布条、尼龙长丝袜等替代。此法止血效果虽好,但易造成远端肢体的缺血性坏死,因此只在上述其他方法无法止住的四肢大出血时才使用。上止血带后应定期松绑,上肢一般每隔20～30min放开30～60s,下肢每隔40～60min放开2～3min,以避免发生肢体坏死。远途运送患者时,应在止血带上标明捆绑的时间,以方便护送人员途中松绑。

对于出血的伤口有异物或骨折时,不可采用直接压迫法或直接加压包扎法止血,而需采用间接加压包扎法或间接指压法。

(二)现场包扎

包扎是现场急救不可缺少的重要组成部分,它可以起到快速止血、保护伤口、防止污染、支持伤肢或固定敷料或夹板的作用,有利于转运和进一步治疗。包扎材料有纱布绷带、弹力绷带、三角巾等,常用包扎方法具体如下。

(1)环形包扎法:适用于粗细较均匀的损伤部位,如额部、手腕。

(2)螺旋形包扎法:适用于粗细相差不大的损伤部位,如上臂、躯干。

(3)反折螺旋包扎法:适用于粗细相差很大的损伤部位,如前臂、大腿、小腿。

(4)"8"字形包扎法:适用于关节部位的损伤,如肘关节、踝关节。

(5)三角巾包扎法:适用于头、肩、胸、腹、手、足的损伤部位。

(6)三角巾悬吊法:适用于上肢损伤。

(三)骨折、关节脱位的临时固定

临时固定是骨折、关节脱位现场急救处理最重要的措施。正确良好的固定能减轻疼痛,减少出血,避免骨折端移位损伤周围组织,防止闭合性损伤变为开放性损伤,并便于运送。

1.骨折临时固定

骨的完整性遭受破坏或骨的连续性中断称为骨折。在运动损伤中,骨折并不十分常见,但一旦发生,多为严重损伤,应在受伤现场立即展开急救。

(1)运动中骨折的主要原因

1)直接暴力:骨折发生在暴力直接作用的部位,常伴不同程度的软组织损伤。如体操运动员动作失误,胸部撞击在器械上导致的肋骨骨折。

2)间接暴力:骨折发生在暴力作用点以外的部位,常通过传导、杠杆、旋转等作用引起。如快速跑动时不慎跌倒手掌撑地肘过伸,导致桡骨远端骨折或(儿童)肱骨髁上骨折。

3)肌肉猛烈牵拉:肌肉突然猛烈收缩,尤其是多关节肌突然猛烈收缩遇阻,可将肌肉附着处的骨块撕脱,多见于青少年男孩。常见部位有髂嵴(腹肌/腰方肌)、髂前上棘(缝匠肌)、髂前下棘(股直肌)、坐骨结节(腘绳肌)、股骨小转子(髂腰肌)和肱骨内上髁(前臂屈肌)等。如青少年劲踢受阻时股直肌强烈收缩,可导致该肌起点处的髂前下棘发生撕脱性骨折。

4)长期应力作用:应力是指来自于支撑面的反作用力,运动中,某些专项的技术特点往往使应力过分集中于骨骼的某一部位,若该部位在运动中长期承受的应力过大,最终有可能引发骨折,此类骨折称为应力性骨折或疲劳性骨折。如发生于从事跑、跳项目运动员的胫腓骨疲劳性骨折,发生于竞走运动员的第二、第三趾骨的疲劳性骨折。

(2)骨折的分类

1)根据骨折是否与外界相通划分:①闭合性骨折:骨折处皮肤和黏膜完整,骨折端不与外界相通。②开放性骨折:骨折附近的皮肤或黏膜破裂,骨折端与外界相通。此类骨折若处理不当,容易引起感染,处理时应尤其小心。

2)根据骨折的程度及形态划分:①不完全骨折:骨的完整性和连续性仅有部分中断的骨折,其中,骨组织虽断裂,但骨皮质的连续性完好的骨折称为青枝骨折,多发生于儿童。②完全骨折:指骨的完整性或连续性全部中断的骨折。管状骨骨折后形成远近两个或两个以上的骨折段,根据骨折线的方向又可分为横形骨折、斜形骨折、螺旋形骨折、粉碎性骨折、嵌插性骨折、撕脱性骨折、压缩性骨折等。

(3)骨折的现场判断:骨折突出表现为局部疼痛,移动时剧痛,当时可闻及响声,不动时疼痛减轻。骨折部可呈现肿胀、功能障碍,伤处有压痛的现象。如有骨折典型畸形、假关节活动或骨擦音(移动时产生的骨摩擦声音)3个特有体征之一即可判断有骨折。一般根据受伤史、疼痛程度和压痛点位置可现场判断有无骨折。

(4)骨折的临时固定:骨折的临时固定是限制伤情发展,保证伤员安全,为医生进一步处理创造良好条件的重要措施。在进行急救时必须根据骨折的类型和轻重程度正确处理。

凡怀疑有骨折的伤员,均应按骨折进行临时固定,并随即送医院进一步诊治。对开放性骨折的患者,需对其伤口进行包扎止血。

(5)几种常见骨折

1)锁骨骨折:好发于青少年,多为间接暴力引起,常见为侧方摔倒时肩部着地或手臂伸展着地。表现为伤后局部疼痛、肿胀,患肩下垂,上臂贴胸不敢动,常用健手托患肘,头偏向患侧。如骨折移位则可扪及骨折断端;无移位时现场用三角巾悬吊,移位时可用横"8"字绷带固定,随后送医院诊治。

2)桡骨远端骨折:是指发生于桡骨远端距腕关节3cm以内的松质骨骨折。多发生于体操、足球、篮球、滑冰等项目,女性多于男性,从事健身运动的老年人跌倒时更常见。在运动中不慎跌倒,在前臂旋前、腕背伸的姿势下手掌撑地,因间接暴力的传导作用可致伸展型骨折,又称Colles骨折,此时桡骨远端多向掌侧或背、桡侧移位。另外身体跌倒时,偶可因前臂旋后、腕掌屈、手背撑地引起屈曲型骨折,又称Smith骨折。表现为伤后腕关节明显淤血、疼痛、肿胀和腕关节功能障碍,可有典型的"银叉样"和"枪刺状"畸形。伤后立即用夹板置于患肢前臂掌侧,经包扎固定后送医院进行手法复位。

3)股骨颈骨折:多发生于中老年人,常见为摔倒时身体扭转倒地,间接暴力传递致股骨颈骨折。表现为摔倒后局部疼痛,移动大腿时局部剧痛,不能站立和行走即应怀疑为股骨颈骨折。如骨折有移位,下肢会缩短和外旋,可现场用夹板固定后送医院诊治。

4)小腿骨折:多为胫腓骨同时骨折,也可单独发生。这些骨折常由直接暴力引发,多见于身体接触直接对抗项目,主要表现为外伤后局部剧痛,常可触及或看见骨折端。现场用夹板固定后送医院诊治。

2.关节脱位临时固定

关节脱位是指关节面失去正常的对合关系,又称"脱臼"。以青壮年多见,儿童和老年人较少发生,多见于上肢关节脱位。运动损伤中,以肘关节后脱位和肩关节前脱位最为多见,好发于体操、摔跤、柔道、球类等项目的运动员。

(1)运动中关节脱位的主要原因:运动中发生的关节脱位大多因间接暴力引起,常由于力的传导或杠杆作用,使远离暴力作用点的关节发生脱位。如运动中摔倒,手撑地导致的肘关节脱位或肩关节脱位等。由直接暴力导致的关节脱位较少见。

(2)关节脱位的分类

1)按脱位产生的原因分类:①损伤性脱位:指因外界暴力的致伤作用所引起的关节脱位。由运动引起的关节脱位,绝大多数属于此类。②习惯性脱位:指复位后屡次再发的关节脱位。常因伤后处理不当或恢复训练过早引起。

除此之外,还有先天性脱位和病理性脱位。

2)按脱位程度分类:①完全脱位:脱位后两关节面完全失去对合关系。②不完全脱位:脱位后两关节面部分失去对合关系,又称半脱位。

3)按脱位后的时间分类:①新鲜脱位:一般指未满3周的关节脱位。②陈旧性脱位:指时间超过3周仍未复位的关节脱位。

(3)关节脱位的现场判断:关节脱位时可有局部疼痛、肿胀、压痛和功能障碍等非特征性表现。关节脱位特征表现为畸形、关节腔空虚和"弹性固定",有此三者中任何一个征象即可判断有关节脱位。关节脱位时由于关节囊、韧带的牵拉和肌肉的痉挛性收缩,使伤肢保持在一特殊的位置,被动活动该关节,可感到弹性抗力,此现象称为"弹性固定"。

(4)关节脱位的临时固定:关节脱位后或怀疑有关节脱位的伤员,均应进行临时固定,固定后应尽快将伤员转送医院,争取尽早复位。没有整复技术和经验的救护者,不可随意做试图复位的动作,以免加重伤情。

(5)常见关节脱位

1)肩锁关节损伤伴脱位:在摔跤、柔道一类项目中较多见。常见受伤机制主要为摔倒时肩外侧着地,或肩峰上方受到直接打击,直接暴力致肩锁关节损伤或脱位。表现为伤后肩上方疼痛、肿胀,肩活动疼痛加重,疼痛常与损伤程度成正比。并检查局部压痛,用手指按压锁骨外端有弹性感。应现场三角巾悬吊后送医院诊治。

2)肩关节脱位:肩关节脱位中95%是前脱位,通常由间接暴力引起。运动中常见受伤机制为向后摔倒时手臂外展外旋后伸着地,也可是向后摔倒时上臂后方直接撞到硬物上,产生前向的直接暴力形成前脱位。表现为伤后局部疼痛、肿胀,患侧上臂外展外旋位不敢动,伤者常用健手托患肢前臂,头偏向患侧。检查可有方肩畸形、肩峰下空虚、上臂弹性固定特殊体征;杜格征阳性,即肘紧贴胸壁时,手掌不能摸到健侧肩部或手掌搭在健侧肩部时,肘部不能贴近患侧胸壁。有特殊体征或杜格征阳性即可判定有肩关节脱位,应现场立即用三角巾悬吊送医院诊治。

3)肘关节脱位:常见受伤机制为肘关节处于半伸直位摔倒时,前臂旋后,腕背伸,手掌着地,暴力上传,在尺骨鹰嘴处产生杠杆作用,前方关节囊撕破,肱骨脱出造成肘关节脱位。如举重运动员在进行抓举或挺举练习时,上挺支撑肘力量不足,致使杠铃重量向后下压,或柔道运动中迫使对手认输的反关节技术,令肘关节强力后伸,也可致肘关节脱位。此外,肘关节处于屈曲位,肘后方遭受直接暴力或处于内翻/外翻时遭受直接暴力可发生肘关节脱位。表现为伤后肘部疼痛、肿胀,患侧前臂半屈位。检查可有肘后突畸形、关节腔空虚、弹性固定特殊体征。如有肘后三角(尺骨的鹰嘴突、肱骨内上髁和肱骨外上髁骨性标志点连线)关系改变即应考虑有肘关节脱位存在,应现场立即用三角巾悬吊送医院诊治。

(四)创伤搬运

伤员经止血包扎固定等处理后,要将其搬运和护送到救护站或医院进行进一步治疗。搬运时要根据不同的伤情和条件,采用正确、合理的搬运方式,让伤员尽快离开受伤现场。

正确的搬运方法能减少伤员的痛苦,防止损伤加重;错误的搬运方法不仅会加重伤员的痛苦,还会加重损伤。因此,正确的搬运在现场救护中显得尤为重要。常用搬运方法有:

1.徒手搬运

徒手搬运是适用于转运路程较近,病情较轻,无骨折的伤员所采用的搬运方法,如扶行法、抱持法、背法。

2.担架搬运

担架是现场救护搬运中最方便的用具,需2~4名救护人员,救护人员按救护搬运的正确方法将伤员轻轻移上担架,需要的话,应做好固定。

三、运动防护技术

运动中使用必要的防护措施对预防损伤或防止损伤后再伤具有重要辅助作用,而且伤后使用防护措施,有利于尽早开展康复训练。常用的有各种贴扎防护技术或直接购买现成的护具和支具穿戴。

(一)贴扎防护技术

贴扎术是一种将胶布贴于体表以达到保护肌肉骨骼系统、促进运动功能目的的非侵入性辅助治疗技术。贴扎防护的目的是通过限制关节的异常活动范围,保持和增强关节稳定性;促进肢体或关节的本体感觉;给薄弱关节韧带、肌肉以支持,减轻肌肉、肌腱、韧带所承受的压力,从而起到预防损伤或防止再伤的作用。目前常用的贴扎术有弹力绷带包扎、粘膏支持带贴扎和肌贴贴扎。

1.弹力绷带包扎

弹力绷带包扎适用于肌肉、肌腱等软组织的防护以减轻肌肉、肌腱、韧带所承受的压力,预防受伤或防止再伤。如网球肘、胫腓疲劳性骨膜炎、大腿和小腿肌肉拉伤等伤后训练时均可用弹力绷带包扎进行防护。

2.粘膏支持带贴扎

粘膏支持带又称运动胶布,主要有白贴(无弹性,黏性较强)、弹贴(又分轻弹贴和重弹贴,略有弹性,黏性中等或较弱)、雷可贴布(即 McConnell 贴布,略微有弹性,黏性较强)。白贴主要用于关节部位的防护以限制关节的异常活动范围,保持关节稳定性,以防再伤,尤其适用于踝关节、腕关节、手指等这类周围软组织较少的关节的防护。粘膏支持带一般在激烈运动后 10～20min 之后防护作用会减弱,对于膝关节不稳的运动防护效果不佳。重弹贴具有压迫和支持软组织的作用,可以适度地提供较长时间的支撑力,主要用于关节活动幅度较大且肌肉相对较多的部位,如膝、肩、肘、髋部位防护;轻弹贴一般作为固定护垫、辅助固定重弹贴或白贴使用,多在贴扎结束时作为覆盖贴布。另外使用粘膏支持带时可配合便用助黏剂,如有皮肤敏感者可用皮肤膜。

另外,最近 20 余年来尚有较为广泛应用的具有特殊治疗目的的 McConnell 贴扎法和 Mulligan 贴扎法等。McConnell 贴扎技术由澳大利亚物理治疗师 Jenny McConnell 于 1984 年发明,主要用雷可贴布贴扎以矫正异常力学关系。它是近年来流行的一种纠正和固定髌骨位置的方法,对髌骨软骨病有一定作用。Mulligan 贴扎法是新西兰物理治疗师 Brian Mulligan 发明,并于 1989 年著书介绍的一种贴扎法。该方法是在有疼痛刺激的姿势下通过手法松动关节并矫正对位不良或位置,然后用无弹性贴布固定。该方法对网球肘患者运动时防护有较好效果。

3.肌贴贴扎

肌贴贴扎由日本 Dr. KenzoKase 于 1980 年首创的软组织贴扎疗法,经欧美改良后应用于运动医学领域。肌贴,又称肌内效贴,主要由防水弹力棉布、医用压克力胶、离型材料组成,相对于运动胶布,它弹力好(可拉至原长的 140%～160%),防水透气且不易引起皮肤过敏。临床上主要有促进淋巴和血液循环,止痛,协助肌肉收缩或放松,改善感觉输入,促进软组织功能活动及矫正姿势等作用,同时不妨碍身体正常活动。目前在运动医学领域,此贴扎法主要用于肌肉拉伤、肌腱炎、肩峰撞击综合征、跖筋膜炎、髌骨劳损、胫骨粗隆骨软骨炎、颈肩腰痛等患者运动时的防护,但在激烈竞技运动中的防护作用目前尚不确定。

(二)护具和支具

护具是一类主要用于减轻身体各部位受到过大冲击力的预防性保护器材,是预防损伤最好的措施之一。一般可分为护头、护肩、护手、护肘、护腕、护腰、护腿、护膝、护踝等。不同运动项目根据需要选择适当的护具,如打篮球时可戴上护腕、护膝、护踝,踢足球时可戴上护膝、护踝和护腿板。

支具主要是一类矫形器具,常用于踝关节和膝关节,在肩关节、肘关节、腕关节等部位目前也越来越常用。与贴扎术相比,支具保护效果恒定,但短时间使用费用高,往往较笨重,规格也不一定刚好适合自己。支具通常可分为预防性支具、康复性支具和功能性支具,其中功能性支具允许关节在功能范围活动,限制可能会引发伤害的活动范围,从而起到运动防护作用。

四、运动创伤现场处理——PRICE

PRICE 措施是目前国际上公认的处理急性闭合性软组织损伤的常规治疗方法。急性闭合性软组织损伤后一般皆会立即疼痛和出血,而肌肉损伤 30s 后就会形成血肿,韧带断裂后数分钟内也会出现血肿。一般损伤后第一目击者应快速检查排除威胁生命的伤害及骨折、关节脱位后,应立即开始 PRICE 处理以制止出血,减轻痛疼,30min 后再进行较详细检查。

P(protection)——指防止进一步损伤。损伤后应将患肢置于有利于受伤组织恢复的恰当位置,必要时可使用拐杖、助行器或充气夹板一类的支具等,以防损伤加重。怀疑有肌肉、肌腱或韧带断裂的患者,需用棉花夹板先固定伤肢后再送往医院做进一步处理。

R(rest)——指制动休息。停止患部的活动,有助于防止进一步损伤,限制伤情的发展,减轻疼痛。

I(ice)——指冷冻疗法。冷冻具有止血、止痛、防肿和解痉的作用。其中冷冻喷雾治疗是目前运动现场最常使用且效果最好的冷冻疗法。使用内含氯乙烷或氟利昂等具有制冷作用的喷雾剂(如云南白药气雾剂),可使伤部迅速降温。使用时局部喷射时间约20s,伤处出现一层白霜即可。多用于躯干与四肢部位损伤的现场处理。冰疗和冷水浸浴是较为经济实用的冷疗方法,一般在运动现场或运动员离开运动场后及早使用。冰疗是将冰冻袋置于伤处,时间为15~30min,可用于身体任何部位。冷水浸浴是将患处直接浸泡在冷水中,浸浴时间每次10min,可重复2~3次。一般用于手腕、肘、足踝部损伤。

C(compression)——指加压包扎。受伤处用海绵或棉花等软物垫置,再用弹力绷带稍加用力进行包扎,具有止血、防肿作用。加压包扎可直接在伤后即刻使用,也可在冷冻疗法同时或之后使用。

E(elevation)——指抬高患肢。将伤肢适当抬高,可减少伤部动脉供血,促进静脉和淋巴回流,具有止血、防肿作用。肢体抬高的幅度要求,应使伤处高于心脏30~50cm。常用于四肢部位的损伤。多在伤后即刻或冷冻疗法和加压包扎后使用。

第三节　运动损伤保守治疗常用方法

运动损伤保守治疗即非手术治疗,常用手段一般包括物理疗法、药物疗法和中医传统疗法。

一、物理疗法

应用自然的或人工的各种物理因子作用于机体,达到预防和治疗疾病目的的处理方法称物理疗法,简称理疗。理疗是利用各种物理能量(包括电能、光能、热能、机械能等),直接作用于机体,或通过神经反射和神经体液调节机制,促进患部的血液循环,改善组织营养,最终达到促进损伤组织修复目的的治疗方法。随着医疗器械科学技术的迅速发展,新的、疗效显著的理疗设备不断被研发并广泛应用于临床,使理疗成为治疗运动损伤的重要方法。

根据物理因子的来源,理疗分为自然物理因子类(常用的有日光疗法、大气疗法、气候疗法、海水浴、矿泉疗法、沙疗、泥疗等)和人工物理因子类(常用的有冷冻疗法、温热疗法、电疗、光疗、超声波疗法和水疗等)。运动损伤治疗中常用的几种理疗方法及其应用如下。

(一)冷冻疗法

冷冻疗法是指采用低于人体体表温度的致冷源来治疗疾病的方法。常用的致冷源为冷水、冰、冰水、氯乙烷或氟利昂等。

(1)冷敷法:将毛巾浸入冷水或冰水后敷于患处,可持续数小时甚至1d。

(2)冰敷法:将碎冰置于橡皮袋内或使用化学冰袋外敷,可持续15~30min。

(3)冷水浸浴:将肢体浸入10~15℃的冷水或冰水中浸泡。冷水浸浴可持续5~15min,

冰水浸浴则每次可浸泡 1~2min,出水片刻后再浸泡,重复 2~3 次。

（4）冷冻喷雾：市售有内含氯乙烷等致冷源的冷冻喷雾剂。使用时在距离患处约 10cm 处喷射,持续时间为 20~30s,见局部起一层白霜即可。

冷冻疗法主要用于急性闭合性软组织损伤早期的治疗或者带伤训练后止痛消肿。不过冷冻疗法对较深组织损伤效果有限。急性损伤的中后期和慢性损伤仍有肿痛者采用冷热交替疗法有较好效果。冷热交替时一般伤肢在运动后可冷水（10~15℃）浸浴 5~10min,再热水（40℃左右）浸浴 10~15min,交替 3~4 次,每次以热疗结束,每日进行 2~3 次;若在非运动后可先热疗,再冷热交替。

（二）传导热疗法

传导热疗法是指以各种热源为介体,将热直接传导于人体用以治疗疾病的方法。常用的传导热源有蜡、沙、泥、热空气、蒸汽、坎离砂、化学热袋等,不过传导热疗法对深部组织损伤作用有限,其传导深度多不超过 2cm。

1. 热敷法

用热毛巾或热水袋外敷于患处,每次可数小时甚至 1d。

2. 热水浸浴

将患部置于热水（水温约 40℃）中浸泡,可在水中加入少量盐、硫酸镁等,以加强疗效。每日 1~3 次,每次 20~30min。

3. 石蜡疗法

将医用石蜡隔水熔解成液态,根据治疗部位的需要,选用蜡饼法（盘法）、浸蜡法或刷蜡法进行治疗。

（1）蜡饼法：将蜡液置于浅盘中冷却成蜡壳后敷于患处。适用于躯干和四肢部位的损伤。盘的尺寸可根据损伤部位的大小选择。

（2）浸蜡法：待蜡液冷却至 60℃左右时,将患部直接浸泡于蜡液中,使蜡液在体表形成一层薄薄的蜡膜,然后迅速取出,冷却片刻后再浸入蜡液,反复数次,直至蜡膜增厚成厚度为 0.5~1cm 的蜡壳即可。适用于手、足部位损伤的中后期。

（3）刷蜡法：将冷却至 60℃左右的蜡液用排笔刷在患部,形成 1~2cm 厚的蜡壳即可。适用于四肢关节部位损伤中后期。

上述蜡疗方法每次治疗 30~40min,每日或隔日 1 次。注意在制成蜡饼或蜡壳后应用厚棉垫包裹保温,以维持较长时间的热效应。

4. 中草药熏洗

方法详见中药治疗。此方法适用于各种损伤中后期的治疗。

（三）手法治疗

手法治疗是我国中医伤科治疗传统疗法。目前在国外,手法治疗也是运动损伤常用处理手段,包括软组织松动术、关节松动术等。

（四）理疗仪器治疗

理疗仪器治疗包括电疗法、超声波疗法、光疗法、磁疗法、牵引疗法等。目前有许多便携式理疗仪器,一些带电脑的治疗仪也内置有许多治疗处方。治疗时应在医生指导下根据损伤部位及伤情恰当选用。每种理疗仪器都应注意其禁忌使用的范围。

二、药物疗法

药物疗法是利用内服或外用药物达到治疗伤病目的的医学处理方法。药物治疗可单独使用,也可与其他方法配合使用。目前国内医学界普遍采用中、西药结合的方法治疗运动创伤,取得良好的疗效。随着医药事业的不断发展,新药的研发和剂型的更新换代亦较为频繁,以下介绍的是目前运动创伤临床一般常用的药物。需要指出的是任何药物都有严格的适用范围,且大多数药物都具有不同程度的不良反应,因此,药物的使用应在医生的指导下进行。

（一）西药

1. 内服药

西药内服药主要为非甾体类抗炎镇痛剂,目前临床上使用较多的是洛索洛芬、布洛芬、双氯芬酸等缓释剂型的抗炎镇痛药,广泛应用于治疗创伤引起的慢性无菌性炎症和缓解疼痛。但需要注意的是上述药物有一定不良反应,不宜长时间服用。

2. 外用药

一般常用的有外用皮肤消毒剂和外用抗炎镇痛剂。

（1）外用皮肤消毒剂

1）红药水（2%红汞）：具有较好的抑菌作用,用于黏膜的消毒和皮肤擦伤的处理。

2）碘酒（2%碘酊）：具有较好的杀菌作用,但对伤口有较强的刺激作用。常用于皮肤的消毒和小面积擦伤的处理。

3）0.1%新洁尔灭溶液：无色无刺激,可用于面部擦伤的处理。

4）75%酒精：用于伤口周围皮肤的消毒。

5）生理盐水（0.9%氯化钠）：常用于伤口的清洁。

6）0.1%雷佛奴尔液：具有较强的抑菌和杀菌作用,常用于感染伤口的处理。

（2）外用抗炎镇痛剂：外用抗炎镇痛剂主要成分为非甾体类抗炎镇痛药,采用一定的渗透技术,使其达到较深的治疗部位。代表药物有扶他林乳胶剂、芬必得软膏、曼秀雷敦摩擦膏等。

3. 注射剂

用于运动创伤的西药注射剂主要有肾上腺皮质激素类及麻醉类药物。

（1）肾上腺皮质激素类：此类药物具有抗炎、抗过敏和免疫抑制作用,运动创伤治疗主要利用其抗炎作用。目前临床常用的药物有强的松龙、地塞米松、确炎舒松 A 等。一般与 1% 的普鲁卡因混合痛点注射即为所谓的封闭,用于治疗创伤性滑囊炎、腱鞘炎、肌肉筋膜炎、肌肉拉伤、脂肪垫损伤等。由于此类药物有使组织脆性增加的作用,因而不宜直接将其注射于肌腱或韧带内,同一部位也不宜连续使用 2 次以上,以免引起组织断裂。另外,此药还能使关节软骨的变性加重,故患髌骨软骨病、足球踝、投掷肘的患者须慎用。

（2）麻醉类：主要药物有 1%利多卡因和 1%~2%普鲁卡因。此类药物具有麻醉止痛、扩大药物弥散范围的作用,可用于运动创伤的检查和治疗。单纯使用上述药物,常见于比赛前的临时止痛或损伤的鉴别诊断检查。与肾上腺皮质激素类、维生素 B_{12} 等药物混合使用,除镇痛外,还具有扩大药物作用范围的作用。

（3）其他药物：透明质酸钠及爱维治注射液关节腔内注射,可以有效保护关节软骨,治疗骨性关节炎。透明质酸酶能暂时降低细胞间质黏性,使注入的药物易于扩散和吸收,具有消肿和抗炎作用。该药也能有效防止组织粘连,常用来作为局部注射的辅助用药。

（二）中药

中药治疗是我国传统医学宝库中具有独特疗效的医学处理方法。中药疗法经过了数千年历史的积淀、继承和创新,不仅形成了一套完整的中医治疗学理论体系,而且在方剂组成和剂型改善方面都有了很大的发展。目前,中药在运动创伤临床的使用已非常普遍。中药治疗,特别是中、西药结合治疗,具有十分广阔的应用前景。

1. 内服药

治疗损伤的常用传统汤剂有桃红四物汤、定痛和血汤、舒筋活血汤、活血止痛汤、八珍汤等。中药汤剂注重辨证施治,组方常因人、因病、因时而有所区别。药味和剂量针对损伤的性质、具体部位和病情可随症加减。

中成药有散、片、胶囊、丸、酊等剂型。常用于损伤治疗的有:云南白药,术桂散,三七伤药片,龙血蝎胶囊,大、小活络丸,壮骨关节丸等。

2. 外用药

选用具有活血化瘀、消肿止痛、软坚散结等作用的中草药,制成一定的剂型,外用于伤部。

（1）揉擦剂:多为由中药调制成的酊剂、油剂、粉剂或凡士林油膏。常用的有展筋丹、椒盐酒、舒活酒、消肿止痛酊、新伤药水、活络油、红花油、正骨水、豆蔻膏等。可直接涂擦于患部,也可作为按摩介质使用。

（2）外敷剂:常用有糊剂、膏药和干敷剂。糊剂是将中草药粉碎研磨后,加蜂蜜、水或白酒等调制成糊状,直接外敷于患部。目前国内运动界广泛使用的外敷糊剂,是由我国著名的中医运动创伤学专家郑怀贤教授组方的系列外敷伤药。除此之外,渗透药酒、化骨药、消肿敷药等也有较好的疗效。干敷剂是用现代科学方法,经特殊加工制成,将其直接敷于患部后,利用自身的温度产生热效应,达到治疗效果,又称自加热干敷剂。常用的有坎离砂等。膏药市售的品种较多,可根据病情选用。常用的有 701 跌打镇痛膏、麝香风湿止痛膏、伤湿止痛膏、新伤药膏等。

（3）熏洗剂:将中草药放置于水中煮沸,先熏后洗患部,多用于四肢关节和软组织损伤的中、后期。常用的有伸筋活血洗方、海桐皮熏洗药、关节洗药等。可根据受伤部位和性质选用不同组方的熏洗药物。

3. 注射药

注射药均为中药提取液,多用于局部注射。创伤临床常用的主要有复方当归注射液、野木瓜注射液、雪莲注射液、复方川芎注射液等。

三、中医传统疗法

中国传统医学治疗手段通常指中医中药、针灸、拔罐及推拿疗法。由于其疗效显著、费用低廉,且不良反应少,尤其受广大体育界人士的青睐,目前已广泛应用于运动创伤的临床治疗。鉴于有关中药的内容在上文已做介绍,以下主要介绍针灸、推拿和拔罐疗法。

（一）针灸疗法

针灸疗法是中医学的瑰宝之一。针刺法和灸法是两种不同的治疗方法。针刺法是利用特制金属针,刺入身体的一定部位（穴位）,达到医治疾病目的的处理方法。灸法则是用艾柱或艾条,点燃后熏烤穴位,用以治疗疾病的方法。针刺法和灸法可单独使用,也可结合使用。

（二）推拿疗法

推拿疗法是指医者以手运用专门的手法，作用于患者身体的一定部位，达到治疗伤病目的的医学处理方法。推拿又称按摩，是中国传统医学的重要组成部分，也是目前治疗运动创伤的常用手段之一。

（三）拔罐疗法

拔罐疗法是利用火的燃烧造成罐内负压，使之吸附于腧穴或应拔部位的体表达到治病作用的治疗方法。常用的火罐有玻璃罐、瓷罐和竹罐。将竹罐浸泡在中草药中经熏蒸和煮沸后再使用，称为"药罐"。拔罐应根据治疗部位选择适宜的火罐和拔罐方法。

第四节　开放性和闭合性软组织损伤处理

在体育教学与训练中，软组织损伤最为常见。根据伤口是否与外界相通分为开放性软组织损伤和闭合性软组织损伤。学习并掌握开放性和闭合性软组织损伤的处理原则和方法，对于伤员的预后和运动能力的恢复具有重要意义。

一、开放性软组织损伤

开放性软组织损伤是指皮肤或黏膜的完整性受到破坏，伤口与外界相通的软组织损伤。运动中开放性软组织损伤一般可分为擦伤、刺伤、切伤和撕裂伤几种类型，损伤后轻者，如擦伤，仅皮肤表层损伤；重者，如撕裂伤，不仅皮下组织撕裂，还可能引起该处的肌肉、肌腱、神经、血管等组织出现合并损伤。开放性损伤的伤口不但有出血和渗液，而且与外界相通，容易造成感染。因此，开放性软组织损伤的处理原则应以止血、清洁并保护伤口、预防和治疗感染为主。

（一）擦伤

擦伤是指身体与粗糙的物体相互摩擦所引起的皮肤表层的损伤。运动中多为跌倒时身体与粗糙的地面相撞，或身体与器械、服装摩擦所致。擦伤时皮肤表层剥脱，创面见点状渗血、渗液。若身体某部在裸露的情况下，被不洁的物体擦伤，伤口处还可能黏附有灰沙、泥土等不洁物，易发生感染，感染的伤口创面可见脓性分泌物，或形成脓痂覆盖在创面。

1.处理方法

根据擦伤所在的部位、面积大小与深浅，以及伤口是否被污染等情况，处理的方法有所不同。伤口面积小而浅且无污染时，用生理盐水清洁伤处后，可直接涂上皮肤外用消毒剂，如2%红汞、2%碘酊或0.1%新洁尔灭液等。伤口面积大而深且有污染时，应去医院处理，清洗伤口后用凡士林纱条或0.1%的雷佛奴尔湿敷包扎。

2.注意事项

除关节部位外，一般小而浅的擦伤尽可能用暴露疗法，以利于创面的干燥结痂和愈合。而关节部位由于经常活动易致伤口燥裂，为避免继发关节内感染，擦伤时最好不要使用暴露疗法，避免红汞与碘酊同时使用，面部擦伤最好用0.1%新洁尔灭液，以免因使用红汞、碘酒等药物致面部遗留色素沉着。

（二）刺伤、切伤和撕裂伤

刺伤是指用尖锐细物刺穿皮肤及皮下组织器官造成的损伤。如在击剑、标枪、飞镖等运动中发生刺伤。刺伤特点是伤口小而深，可引起深部组织器官的损伤。若被不洁的利器刺入，易合并细菌感染，而其中以破伤风杆菌的感染对人体生命安全的威胁最大。

切伤是指被利器切割所引起的皮肤和皮下组织的损伤。如武术双人对练时可引起刀切伤。切伤特点是伤口规则且呈直线形，出血多。若暴力作用大，切口深，可伤及皮下的肌肉、肌腱、神经、血管等组织，甚至引起骨折。

撕裂伤是指身体某部受到钝性暴力作用所引起的皮肤和皮下组织的损伤。撕裂伤多见于身体相互接触的球类运动或器械运动，如篮球、足球运动中发生的眉弓、头皮或小腿撕裂伤。撕裂伤中以头部裂伤最多见（占 61％），眉弓、颧弓、下颌、小腿等都是常见撕裂伤的部位。撕裂伤特点是伤口边缘多不整齐，创面皮开肉绽，出血多，组织破坏较严重。

1. 处理方法

伤口小、污染轻的切伤和撕裂伤，先用碘酒和 75％酒精给伤口周围皮肤消毒，用生理盐水清洁创面后，再用创可贴包扎。伤口大而深、出血严重时，应采用间接指压法或止血带法在现场先紧急止血，同时用消毒敷料覆盖伤口，加压包扎后，送医院进行清创、止血、缝合等处理。

刺伤由于创面小而深，其创口很快被血凝块封合，一般在常规消毒伤口及伤口周围后，用消毒敷料覆盖伤口，再加压包扎。伤员应在 24h 内常规注射破伤风抗毒素以预防有可能引起的破伤风感染。必要时还需要口服或注射抗生素以预防细菌感染。

2. 注意事项

无论刺伤、切伤或撕裂伤，若患者出血多或伴有休克，都应先紧急止血或采取抗休克措施，然后再处理伤口。凡被刺入或切割深者，应注意仔细检查伤处，以确定有无合并神经、血管、肌腱损伤。无论有无合并损伤，凡伤情严重者，应立即送往医院进行诊治。被不洁利器切割或撕裂伤伤口疑有污染时，也要预防破伤风杆菌感染。

二、闭合性软组织损伤

闭合性软组织损伤是指皮肤或黏膜的完整性未被破坏，伤口与外界不相通的软组织损伤。在体育教学和运动训练中发生的损伤，大多数属于闭合性软组织损伤，约占运动损伤总例次的 70％。常见有挫伤、肌肉拉伤、关节韧带损伤、滑囊炎、滑膜炎、腱鞘炎、肌腱腱炎和腱围炎等。

（一）急性损伤

急性损伤大多是由一次过大的直接或间接暴力所引起的组织损害。其临床表现特点为发病急、病程短，病理变化和症状反应明显。根据急性软组织损伤的病情发展过程，可将其处理分为早期、中期、后期三个阶段。

1. 早期

早期即急性炎症阶段，通常指伤后 24～72h 以内，主要病理表现为组织出血和局部的急性炎症反应。临床表现为患处出现红、肿胀、发热、疼痛和功能障碍的局部症状。此期处理原则是止血、防肿、镇痛、制动和减轻炎症反应。处理方法是立即采用 PRICE 措施。如仍明显疼痛则可每隔 2～4h 冰敷一次（15～30min），48h 后一般可采用冷热交替治疗。一般 24～48h 后可移除加压包扎的绷带，改用保护支持带限制某些方向的运动。

早期除采用 PRICE 措施外,若伤员疼痛剧烈,必要时可口服非甾体类抗炎止痛药物,或可通过针刺或点掐有关穴位诱导止痛。另外,郑氏新伤药属于中药糊剂,可外敷伤部后加压包扎,此药具有止血、防肿和止痛的功效。云南白药具有止血、止痛的作用,也可应用于早期。

2. 中期

中期即再生修复阶段,又称恢复期,通常指伤后的 24～72h 以后至第 2～第 6 周。此时患部出血停止,损伤所引起的急性炎症反应逐渐消退,但伤处依然存在淤血、疼痛和肿胀。此时肉芽组织开始形成,损伤组织进入完全再生或不完全再生的修复阶段。此期处理原则是改善伤部的血液和淋巴循环,促进组织的新陈代谢,使淤血、渗出液尽快吸收,加速损伤组织的完全再生,减少瘢痕修复,防止粘连形成。处理方法一般采用综合性的治疗措施,包括热疗、电疗、离子导入、按摩、针灸及活血生新中药等,同时此期即应积极开始康复锻炼。

3. 后期

后期即重塑阶段,又称功能期,通常在伤后 2～3 周或 1～2 个月后进入此期。此时损伤局部的肿痛已基本消失,但功能尚未完全恢复正常。主要表现为患部软弱无力,肌肉的力量、肌腱和韧带的柔韧性、关节的活动度等都尚未恢复到伤前水平,伤处还可能因瘢痕修复或组织粘连出现功能受限。此期处理原则是促进损伤痊愈,恢复并增强患部的肌肉力量和关节的正常功能。处理方法以功能锻炼为主,辅以药物、按摩、理疗等综合治疗方法。

后期的处理方法基本与中期相同。中药的外用药多选用郑氏旧伤药外敷、海桐皮洗剂熏洗患处等。按摩对于消除组织的粘连有较好的疗效,手法应以柔和揉捏为主,配合分筋、弹拨、运拉等。蜡疗、水疗等理疗结合按摩和功能练习具有软化瘢痕、松解粘连的功效。

(二)慢性损伤

慢性损伤多由急性损伤久治不愈迁延而成,或因局部长期负荷过重,组织细微损伤积累所致。前者为陈旧性损伤,后者又称劳损。慢性损伤早期多无自觉症状,或仅有酸困不适感,故常被患者忽视。待出现疼痛、组织肥厚、变硬等征象时,病情已进入中期。晚期则因损伤局部血管损害严重,导致除疼痛加重外,还会出现局部发凉、温度下降等症状。

慢性损伤的处理原则主要是改善伤部血液循环,促进组织的新陈代谢,合理安排局部负荷量。处理方法基本与急性闭合性软组织损伤的中、后期相同。

第三章　运动损伤后的康复治疗

第一节　物理疗法

现代竞技体育不断向着更高、更快、更强的方向发展,高强度、大负荷甚至超越生理极限的训练已在世界各国极为普遍,随之而来的是发生运动伤害的比例在不断升高,尤其是慢性劳损性疾病在专业运动员当中普遍存在,是影响运动员正规训练和比赛的主要障碍,甚至可导致运动生涯过早结束。物理治疗在减轻局部症状、促进组织愈合、减缓肌肉萎缩和缓解周围组织挛缩粘连等方面起着重要的作用,对运动损伤与术后恢复有着特殊的功效。正确恰当的物理治疗手段,是有效防治运动损伤不可缺少的,也是其他治疗手段所无法代替的。

物理疗法是应用自然界中及人工的各种物理因子作用于人体,治疗和预防疾病的一种治疗方法,简称理疗。狭义的理疗仅指应用各种人工的物理因子,如电、光、声、磁、冷、热等,作用于机体,引起机体的一系列生物学效应,使疾病得以康复。物理因素作用于人体,能被吸收后在体内发生各种物理和化学变化,这些理疗效应可直接作用于局部产生局部效应,亦可通过神经反射、经络或体液引起阶段反应和全身性反应。

物理因子作用于机体的主要生理作用为:改变组织细胞和体液内离子的比例和微量元素的含量,引起体内某些物质分子(蛋白分子、水分子等)结构的变化,影响各种酶的活性,调节物质代谢,使体内产生生物学高活性物质,增强血液和淋巴液循环,改变生物膜、血管、皮肤、黏膜和其他组织的通透性,引起组织温度改变,调节神经—内分泌信息控制系统功能,加强单核—吞噬细胞系统的功能等。其主要治疗作用:提高机体或某些系统、器官的功能水平;改善组织器官的血液循环和营养,促进组织修复和再生;提高局部或全身抵抗力;镇痛作用;抗炎消肿作用;提高药物向组织器官内渗入等。当然不同的物理因子引起组织器官的变化又有其特异性。

运动损伤常用的物理治疗包括:电疗法(低频电疗法、中频电疗法、高频电疗法)、光疗法(红外线疗法、紫外线疗法、激光疗法、可见光疗法)、超声波疗法、磁疗法、冷疗和温热疗法等。

一、电疗法

(一)概述

用电能治疗疾病的方法称为电疗法。电疗法按照所应用电流的不同频率分为低频电疗法(频率为 $0\sim1000Hz$)、中频电疗法(频率为 $1\sim100kHz$)和高频电疗法(频率为 $100kHz$ 以上)。

利用低电压、平稳的直流电流治疗疾病的方法称为直流电疗法。直流电疗法,多用于药物离子导入治疗。

1.理化特性

直流电疗时,导体两端存在电位差,使组织内离子沿一定方向移动产生电流,引起组织间体液离子浓度比例的变化,这是直流电生物物理学的作用基础。直流电对组织有电解、电泳和电渗作用,可致阴极下钙、镁离子相对减少,钠、钾离子相对较多,膜电位下降,除极化,神经肌肉兴奋性增高,阴极下生成碱性产物 OH^-。而在阳极下钙、镁离子相对较多,钠、钾离子相对较少,膜电位上升,超极化,神经肌肉兴奋性降低,有镇痛作用。在阳极下产生酸性电解产物 H^+,对皮肤组织有化学刺激作用。

2. 治疗作用

(1)阳极下消散水肿、缓解疼痛、静脉血栓机化退缩。

(2)阴极下消散炎症、松解粘连、软化瘢痕、提高神经肌肉的兴奋性、促进骨骼愈合。

(3)直流电可以促进血液循环,电极下局部血循环量可以增加 140%,使皮肤温度升高 $0.3\sim0.5℃$,并持续 $30\sim40min$。

(4)直流电促使炎症消散、肉芽生长、组织再生与修复过程。

(5)药物离子导入主要经电阻较小的皮肤汗腺管、毛孔、皮脂腺口或黏膜进入,在表皮内形成"离子堆"。

3. 临床应用

适用于肢体运动功能恢复中治疗损伤和瘢痕挛缩、软组织损伤、神经性疼痛、扭挫伤、网球肘、肩关节损伤、肌纤维组织炎、骨关节炎等。

4. 治疗方法

直流电流法、直流电离子导入法。

5. 禁忌证

心肺功能衰竭,有出血倾向的疾病,急性湿疹等。

(二)低频电疗法

应用频率 1000Hz 以下的脉冲电流治疗疾病的方法,称为低频脉冲电疗法。脉冲电流由于电压或电流呈短促的变化,使机体内离子和带电胶粒呈冲击式移动,引起离子浓度比的急剧改变,因而对运动神经、感觉神经和自主神经均有强烈的刺激作用。

1. 理化特性

均为低电压、低频率,无明显的电解作用,对感觉、运动神经有强刺激作用。

2. 治疗作用

兴奋神经肌肉组织,促进局部血液循环,镇痛,软化瘢痕,松解粘连,抗炎散结,调节神经系统功能,促进骨折愈合。

3. 临床应用

骨关节疾病、肱骨外上髁炎、腰腿痛、肩关节周围炎、骨折、颈椎病、软组织损伤及关节软组织损伤、纤维组织炎、肌肉扭伤、腱鞘炎、滑膜炎、血肿机化、神经性疾病、神经痛、神经炎、周围性面神经麻痹。

4. 治疗方法

感应电疗法、间动电疗法、神经肌肉刺激疗法、功能性刺激疗法和经皮神经电刺激疗法等。

5. 禁忌证

同直流电疗法。

(三)中频电疗法

应用频率 $1\sim100kHz$ 的正弦电流治疗疾病的方法,称为中频电疗法。

1. 理化特性

无电解作用,可以克服机体组织电阻,增加作用深度,对运动神经有综合效应。中频电流对皮肤感觉神经刺激引起舒适的振动感,并不会引起痛纤维的兴奋,因此,中频电流作用时,可以使用较大的电流强度来引起深部肌肉强烈收缩,但不致引起电极下的烧灼刺痛感。

2. 治疗作用

镇痛作用,促进局部血液循环,对运动神经和肌肉有刺激作用。

3. 临床应用

局部血液循环障碍性疾病,周围神经损伤或炎症引起的神经麻痹、肌肉萎缩、颈椎病。

4. 治疗方法

有音频电疗法、干扰电疗法和正弦调制中频电疗法 3 种。

5. 禁忌证

同直流电疗法。

(四)高频电疗法

医学上把频率≥100kHz 的电流称为高频电流,是治疗运动损伤最常用的手段,可视为运动队的必备设备。

1. 物理特性

高频电流通过人体时,电流量较大,组织容抗及电阻明显下降,因而产热明显。而且这种热效应与其他传导热疗法显著不同,高频电流能够通过空气和电解质,电极可以离开皮肤。

2. 治疗作用

(1)热作用:改善局部血液循环,其机制是通过神经轴突反射,通过自主神经在血管周围形成的间质神经网,由于血管内血液温度升高,直接兴奋这些神经网,直接或通过轴突反射扩张血管;热引起蛋白质微量变化,形成组胺、血管活性肽等扩张血管的物质;抗炎、镇痛,适度的热可使毛细血管扩张,血流加速,组织供氧和营养改变,渗出减少,促进抗炎、镇痛物质排出,因而具有消肿、镇痛作用;降低肌张力,实验证明温度升高能降低纤维兴奋性,其结果是通过反射减弱肌纤维传出冲动,从而降低肌张力。

(2)脱敏作用。

(3)抑菌作用。

3. 临床应用

关节积液、滑膜炎、肌腱末端病、肌肉痉挛、骨关节炎、腱鞘炎、肌腱周围炎、滑囊炎、肩周炎及关节和肌肉劳损、腰椎间盘突出急性期。

4. 治疗方法

常用高频电疗法有短波疗法、超短波疗法、微波疗法。

5. 禁忌证

凡有活动性肺结核,装起搏器及心瓣瓣膜转换者,孕妇腹部,心力衰竭患者,有出血倾向者均不适宜做高频电疗。恶性肿瘤一般禁做高频电疗。

二、光疗法

利用人工光源或日光辐射能量治疗疾病的方法称为光疗法。物理治疗学中的光疗法指利用人工光源辐射治疗疾病的方法,包括红外线、紫外线、激光。光既是一种电磁波,具有一定波长和频率;又是一种粒子流,具有能量和波动性。不同的光线由于光量子能量不同,可引起光电效应、光化学效应、荧光效应和热效应。

(一)红外线疗法

红外线是人眼看不见的一种光线,用红外线治疗疾病的方法为红外线疗法。

1. 物理特性

红外线波长较长(波长 760nm～50μm),光量子能量低,作用于组织后,只能引起分子转动,不能引起电子激发,其生物学效应为热效应,又称热射线。红外线分为两部分:波长＞1.5μm者为长波红外线(远红外线);波长＜1.5μm 为短波红外线(近红外线)。

2. 治疗作用

红外线能改善皮肤组织的血液循环,促进新陈代谢,具有抗炎、消肿、止痛、促进上皮和肉芽组织生长、松解粘连的作用,降低肌张力,缓解肌肉痉挛、促使表面干燥。

3. 临床应用

肌肉劳损、扭伤、挫伤、滑囊炎、肌纤维炎、慢性淋巴结炎、静脉炎、神经炎、皮肤溃疡、挛缩的瘢痕等。

4. 治疗方法

红外线灯、石英红外线灯、光浴箱。

5. 禁忌证

对于有出血倾向患者,高热患者,活动性结核、严重动脉粥样硬化、代偿不全的心脏病等患者视为禁忌证。

(二)紫外线疗法

1. 物理特性

紫外线在紫光以外,波长范围 180～400nm,利用紫外线照射人体以治疗疾病的方法称为紫外线疗法。按其生物学效应分为:短波紫外线(UVC),波长为 180～250nm;中波紫外线(UVB),波长为 250～320nm;长波紫外线(UVA),波长为 320～400nm。

2. 治疗作用

(1)对细胞的作用:小剂量紫外线促进细胞的生长繁殖,促进皮肤创伤与伤口愈合。较大剂量可抑制细胞繁殖,杀菌作用最为显著的紫外线波长为 VVB 段的 254nm 和 265nm,可用于伤口感染或不愈合。

(2)抗炎与杀菌作用:紫外线照射能量 0.001～0.01J/cm,可使 90％细菌灭活,但对各种细菌所需能量不同。

(3)镇痛作用:红斑量照射可促进组织排出致痛物质,使痛阈上升,感觉神经的兴奋性降低。

(4)有利于维生素 D 的合成,防止骨质疏松。

3. 临床应用

运动损伤或术后早期若有皮下淤血斑;选择紫外线,取红斑量照射皮肤淤血斑,多在照射后 3～12h 红斑区淤血斑完全消失。关节肿胀、疼痛者,选用小剂量,阈红斑量照射,每日1次。膝、踝关节可以增加剂量,每次酌情增加 5～10 个生物剂量。急性感染性炎症用紫外线照射抗炎杀菌,发病初期越早应用效果越好。

4. 治疗方法

局部照射,全身照射。

5. 禁忌证

重症心、肾疾病患者,活动性结核病、光敏性疾病、着色性干皮病、中毒伴发热、发疹的传染病患者,恶性肿瘤的局部。

(三)激光疗法

应用激光治疗疾病的方法称为激光疗法。

1. 物理特性

激光是受激辐射放大的人工光,优于普通光,具有亮度高、单色性好、方向性强、相干性好的特性。

2. 治疗作用

热作用,光化作用,压强作用,电磁作用,生物刺激作用。

3. 临床应用

低能量激光治疗局部炎症、皮肤黏膜溃疡、窦道;中等能量激光治疗扭挫伤、关节炎、神经痛、神经性皮炎、皮肤瘙痒症等;高能量激光治疗皮肤赘生物、切除皮肤焦痂等。

4. 治疗方法

低能量激光治疗,中能量激光治疗,高能量激光治疗。

5. 禁忌证

恶性肿瘤(光敏治疗除外),皮肤结核,活动性出血和心、肺、肾衰竭。

三、超声波疗法

超声波疗法是用超声波治疗疾病的方法。超声波疗法是治疗运动损伤最常用的手段之一,可视为运动队的必备设备。

(一)理化特性

超声波是指频率在 20kHz 以上,不能引起正常人听觉反应的机械振动波。可在固体、液体和气体等介质下传播,具有反射、折射、聚焦和吸收等物理特性。超声波作用于介质,能量被吸收而逐渐消耗、衰减,能量吸收多少与介质的密度、黏滞性、导热性及超声波的频率有关。在同一介质中,频率越高,穿透深度越浅。

(二)治疗作用

1. 机械作用

是超声波最基本的作用。超声波在介质中传播时,介质发生疏密交替变化,由此产生强大的声压,在此声压的作用下,细胞容积和细胞运动发生细微变化,形成对组织、细胞的细微按摩作用。这种作用可改善血液和淋巴循环,增强细胞膜的通透性,降低神经的兴奋性,使坚硬的结缔组织延长变软。

2. 温热作用

组织吸收声能可产生内生热,起到温热作用。超声波在机体组织内传播时,一部分能量被组织吸收由机械能转变成热能。超声产热的特点是人体各组织吸收声能不一,产热不等,在整个组织中,超声产热不均匀,在两种不同组织交界面产热较多,如骨膜上可产生局部高热,这在关节、韧带运动创伤的治疗上有很大意义。

3.化学作用

超声波的触变作用和弥散作用能诱发化学反应,可对高分子化合物和复杂蛋白质的解聚反应和聚合反应发生影响。从而产生以下作用。

(1)加强组织代谢,提高细胞再生能力。通过其细微的按摩作用,可改善局部血液及淋巴循环,加强组织营养,促进组织代谢,提高组织再生能力,对于慢性肌腱劳损性疾病具有独特的治疗效果。

(2)镇痛作用。超声波可降低神经兴奋性,抑制疼痛冲动的传导、降低神经传导速度,用于各种神经性疼痛。

(3)缓解肌肉痉挛,软化瘢痕。其机械作用及温热作用,可使肌纤维松弛而解痉,对增生结缔组织有软化和消散作用。

(三)临床应用

用于扭伤、关节周围炎、骨膜炎、肩袖损伤、腱周围炎、腱鞘炎、足底筋膜炎、末端病、网球肘,可以促进局部血肿吸收等。治疗参数:治疗肌腱、韧带、关节囊损伤应选择 1kHz 超声波;治疗浅表皮肤瘢痕应选择 3kHz 超声波。

(四)治疗方法

有接触移动法,接触固定法,水下法,水袋法,超声药物透入疗法。

(五)禁忌证

有出血倾向疾病、活动性肺结核、血栓性静脉炎、严重心脏病的心区、安装心脏起搏器和支架的患者,交感神经节及迷走神经部位、睾丸部、孕妇的腹部和腰骶部、小儿骨骺,恶性肿瘤,化脓性炎症,放射线或同位素治疗半年内。

四、磁疗法

利用磁场的物理性能作用于人体来治疗疾病的方法,亦称磁场疗法。按磁场的类型和作用方式,磁疗法分为静磁场疗法、动磁场疗法、磁针疗法等。

(一)理化特性

外磁场作用于生物体后,在生物体内引起一系列的效应,从而达到治疗疾病的效果。

(二)治疗作用

1.镇痛解痉

磁场可降低神经末梢的兴奋性传导,提高痛阈,缓解疼痛,解除肌肉痉挛,并可使肌肉松弛,有解痉、止痛作用。

2.消肿抗炎

磁场可增加局部血液循环,使血流加速,改善血管舒缩功能,促进渗出物吸收,促使水肿和血肿的消退。磁场还可提高血管通透性,促使炎性产物排出,起到消肿、抗炎的作用。

3.镇静作用

磁场可增加大脑皮质的意志抑制过程,有镇静作用,可改善睡眠,加快入睡,延长睡眠时间,缓解肌肉痉挛。

4.软化瘢痕

磁场能抑制成纤维细胞生成、增生,从而抑制瘢痕的生长与形成。

5. 降低血压

磁场可调节自主神经和血管的功能,使外周血管扩张,降低血压。

6. 抑制肿瘤

磁场对良性肿瘤如血管瘤、纤维瘤、皮下囊肿等有较好的疗效,能使之减小或消失,强磁场对某些肿瘤细胞有抑制增殖作用。磁场对癌瘤的影响与磁场处理时间长短及强度大小有关,强磁场对恶性肿瘤细胞有抑制、杀伤作用。

7. 其他作用

促进脂质代谢,降低血脂和血液黏稠度。

(三)临床应用

运动训练中出现的软组织扭挫伤、肌纤维组织炎、颈椎病、跟骨骨刺、骨折愈合迟缓、关节炎与关节损伤、肱骨外上髁炎、腰椎病等。

(四)治疗方法

1. 静磁场疗法

直接敷磁法,单磁片法,双磁片法,多磁片法,间接敷磁法。

2. 动磁场疗法

旋转磁疗法,电磁疗法,磁针疗法。

(五)禁忌证

置有心脏起搏器、局部有金属异物、对磁疗有明显不良反应或皮肤过敏者。眼部、头面部、胸腹部、老人、幼儿、体弱者、高血压病患者不宜用强磁场治疗,同时不宜长时间治疗。

五、温热疗法

以各种热源为递质,直接传至机体达到治疗作用的方法称为温热疗法,也称传导热疗法。应用的热源有石蜡、泥、沙、热空气等,取材设备简单、操作容易、应用方便、疗效显著,主要治疗作用是能够使肌肉充分放松,其代表方法为石蜡疗法。

(一)物理特性

石蜡疗法主要是利用石蜡的温热作用。石蜡的热容量大,导热性小,为良好的导热体。由于其不含水分及其他液体物质,而且气体与水分不能穿透,几乎不出现对流现象,因而有很大的蓄热性能。凝固后的石蜡70~90min内能保持40~48℃,这是其他热疗不具备的。其又不含水分,冷却时放出大量热能(熔解热或凝固热),这种热能向人体的传递是缓慢进行的,因此能使人体的机体组织受到较高温度(55~70℃)且持久的热作用,比其他热疗优越。一般认为石蜡敷于人体后,局部温度很快升高8~12℃,经过一段时间后逐渐下降,但温度下降得很慢,在整个治疗期间(30~60min)都保持较高的温度。

(二)治疗作用

1. 温热作用

石蜡热容量大,导热系数低,不含水分和其他液体,无对流现象,有较大蓄热性能,可保持长时间的温热作用。蜡疗区域皮肤毛细血管扩张可加强血液循环及汗腺分泌,局部温热效应可加速运动损伤早期组织细胞中炎性物质排泄,提高新陈代谢,具有抗炎消肿作用。石蜡的温热作用可降低纤维组织的张力、增加组织弹性和延展性、增加皮肤柔软性和弹性、舒缓肌肉痉挛,从而起到解痉、止痛的作用。

2.机械作用

石蜡具有良好的可塑性、柔韧性及黏滞性，在皮肤局部接触紧密。在冷却过程中，随温度逐渐降低体积可缩小 10％～20％，对皮肤和皮下组织可产生机械性挤压作用，有利于水肿的消散。

3.滑润作用

石蜡所含油脂，可滋润皮肤，增加敷蜡部位皮肤的润滑性，具有软化瘢痕的作用。

（三）临床应用

用于肌肉劳损、肌肉痉挛、肌腱末端病，可以缓解肌肉疲劳等。该治疗手段对于缓解肌肉疲劳效果显著，操作简便易行，可作为手法按摩放松的补充治疗。

（四）治疗方法

蜡浴法（适用于四肢）、蜡盘法，刷蜡法等。

（五）禁忌证

有出血倾向、开放性伤口、高热、昏迷、急性化脓性炎症早期、心肺功能障碍、局部组织急性组织创伤早期、结核、孕妇腰腹部、恶性肿瘤等。

六、冷疗法

冷疗法是应用比人体温度低的物理因子刺激来达到治疗目的的一种物理方法。按温度程度分为冷疗法（0℃以上）、冷冻疗法（0～－100℃）、深度冷冻疗法（－100℃以下）。本节主要介绍冷疗法的治疗作用。

（一）理化特性

冷疗法的治疗温度在 0℃以上，但比体温低。这种低温作用机体后不引起组织损伤，但经过寒冷刺激会引起机体发生一系列功能性改变而达到治疗目的。

（二）治疗作用

(1)组织温度降低，周围神经传导冲动受阻，具有镇痛作用。

(2)冷刺激可使血管收缩，减少受损组织的出血量；冷刺激改变血管通透性，具有防止水肿及渗出的作用。

(3)冷刺激可降低肌张力及肌肉收缩与松弛的速度，具有解痉作用，能够降低肌肉痉挛状态，是治疗急性运动损伤的常规治疗手段。

（三）临床应用

急性软组织损伤、炎症早期、关节炎急性期、肌肉痉挛。

（四）治疗方法

包括敷贴法、冷疗机治疗、冰块按摩、冰水浴、冷吹风等。

（五）禁忌证

对寒冷过敏者、雷诺病、红斑狼疮、高血压、冠心病、动脉粥样硬化、动脉栓塞、肢体麻痹及患部感觉障碍、老人、婴幼儿、恶病质患者禁忌使用。一般局部冷疗禁忌证不多，主要是局部循环障碍。

七、体外冲击波疗法

自从 1979 年德国 Dormier 公司研制成功第一台体外冲击波碎石机，并成功应用于肾结石患者治疗以来,体外冲击波疗法(ESWT)作为一种微创治疗手段,在临床上得到越来越广泛的应用。近十余年 ESWT 在治疗运动损伤方面发挥着日益重要的作用。

(一)理化特性

体外冲击波(ESW)属于一种特殊形式的声波,主要是利用中、低能量冲击波产生的生物学效应来治疗疾病,其生物学效应取决于冲击波的能级和能流密度。ESW 对组织的作用主要由两部分组成,包括直接作用与间接作用。直接作用即 ESW 的压力直接产生的作用,间接作用则是 ESW 的空化效应产生的。ESW 治疗骨组织及软组织慢性损伤性疾病的作用机制不十分清楚,目前有较多人认为 ESW 的以下几个特殊性质在治疗骨骼肌系统疾病中起作用。

(二)治疗作用

1. 空化效应

空化效应是指在外力作用下,使存在于液体或组织中的气体(溶于液体中)重新回到其气体状态的现象。ESW 波谷的负压在水中(或液体中)可产生拉力,从而产生气泡,所形成的气泡携带着巨大的能量,当气泡破裂时这些能量就被释放出来,对组织产生作用。该效应可松解粘连、改善局部循环,从而达到治疗效果。

2. 镇痛效应

能够触发疼痛的刺激物,如高能冲击波对轴突进行强刺激可以产生镇痛作用。神经系统的这种反应方式也被称为"门控",是通过激发无髓鞘 C 纤维和 AS 纤维来启动的。疼痛神经感受器的封闭作用:ESW 对疼痛神经感受器的刺激,改变了感受器对疼痛的接受频率及其周围化学介质的组成,抑制神经末梢细胞,使后续向心冲动无法传递,因此可缓解局部疼痛。

3. 代谢激活效应

代谢激活效应最有可能是由于直接的机械效应引起。一方面,压力波可以改变离子通道,使神经膜的极性发生变化,通过抑制去极化作用产生镇痛效应。另一方面,压力波可以使细胞内外离子交换过程活跃,代谢分解的终产物被清除和吸收。

(三)临床应用

肩关节钙化性肌腱炎、肱骨外上髁炎、足底筋膜炎(足跟痛)、冈上肌腱综合征、跟腱痛、髌腱炎、缺血性股骨头坏死。

(四)治疗方法

目前用于骨骼肌肉系统的 ESW 设备产生的冲击波通常有 3 种形式:液电、电磁和压电。这 3 种形式都可将电能转化为机械能。

(五)禁忌证

凝血障碍、类双香豆素治疗患者,局部有大血管、内有空气的器官(如肺、肠)位于作用区,局部有感染灶,局部有肿瘤,局部有骨骺软骨,靠近脊柱和头颅区,妊娠,神经主干,带心脏起搏器者。

八、水疗法

水疗法是应用水的温度、静压、浮力和所含成分,以不同方式作用于人体以治疗疾病的方法。

(一)物理特性

水具有固定的密度和比重,良好的表面张力、黏性抵抗及热量和热容量、导热性能,具备对流的特性及静压、浮力、阻力等机械力性质。

（二）治疗作用

1.温度作用

人体对温度刺激的反应受多种因素影响，水与人体作用面积和皮肤温度相差越大，刺激越突然，反应也越强烈。

2.机械作用

全身浸浴时，人体受到水静压的作用，可使血液重新分布；借助水的浮力能使功能障碍者在水中进行辅助性或抗阻性等各种运动锻炼。水流的冲击还能起按摩作用。

3.化学作用

在水中投放各种矿物质盐类，能获得天然矿泉的功效。

（三）临床应用

软组织损伤、神经症、皮肤病、关节粘连、周围神经损伤、关节运动障碍、实用性肌肉萎缩等。

（四）治疗方法

药物浴，哈伯特槽浴，涡流浴，气泡浴，水中运动。

（五）禁忌证

心肺功能代偿不全、活动性肺结核、恶性肿瘤、恶病质、身体极度衰弱和各种出血倾向患者。

第二节　运动按摩

一、概述

（一）定义

按摩又称推拿，指通过手法的各种特定动作，作用于人体体表的特定部位，以调节机体的生理、病理状况，达到治疗效果的一种治疗方法。

（二）分类

按摩疗法有许多流派，种类繁多，归纳起来其基本手法可以分为推揉、摩擦、拿按、叩击、振动以及摇动六大类。

（三）生理作用

1.对神经系统的作用

在身体某部位或经络上按摩，可引起机体的应答反应。在身体上捶打和揉搓，也引起肌肉收缩，提高肌肉组织的兴奋性，调节神经系统功能。而不同手法可起到不同作用，轻柔的手法可加强大脑皮质的抑制，起到止痛、镇静和催眠作用。

2.对血液循环的作用

按摩可以引起组织内毛细血管扩张，加速局部组织与身体的血液和淋巴循环，大面积按摩可促进水肿消散、炎症吸收，起到消肿止痛的作用。

3.软化瘢痕

按摩增强皮肤弹性、光泽，促进皮脂腺、汗腺的分泌，松解组织粘连，防止局部组织粘连和挛缩。可起到软化瘢痕,改善关节活动度的作用。

4. 整骨复位

按摩疗法能够整复脱位的关节,改善组织结构间的相互作用,复位滑脱的肌腱。

5. 对肌肉的作用

按摩可以消除肌肉疲劳,改善肌肉功能,使肌肉松弛,对运动员运动后肌紧张、肌肉痉挛以及软组织损伤有较好的预防和治疗作用。

二、操作方法

(一)推揉类

包括推法、揉法、滚法等。

1. 推法

用拇指或手掌在一个穴位、一个部位或沿着一条经络施压并做前后、左右或上下直线推动的手法称为推法。

(1)指推法:用拇指接触皮肤的推动称为指推法。如用拇指指面的称为拇指平推,用拇指侧面的称为拇指侧推,用拇指指尖的称为指尖推,又称为一指禅。此法着力于肢体一定部位或穴位上。松腕、沉肩、垂肘、悬腕,肘低于腕,以肘为支点,用前臂摆动带动腕部摆动,拇指远节指关节同时做屈伸运动。指推法作用范围小,但用力深、透度大,适用于头面部和身体各部穴位的推拿。

(2)掌推法:用手掌在身体上推动称为掌推法,根据操作时是手掌还是掌根接触皮肤,又分为平推和掌根推2种。推法具有疏通经络、活血化瘀、清脑明目、开胸导滞、解痉镇痛的作用。掌推法作用范围大,适用于胸腹部、腰背部和四肢。

2. 揉法

用手掌、掌根、鱼际肌、手指的指腹或前臂等在治疗部位或穴位上,通过腕关节的柔和转动来带动手掌、手指或前臂的环形移动的手法称为揉法。其中用手掌的称为掌揉法,用指腹的称为指揉法。操作时应做到"沉肩垂肘",即肩部放松,肘部下垂,上臂带动前臂及手腕做灵活自如的回旋运动。动作要有连续性,用力由小到大,宜轻、宜缓而有节律。揉法用力比较缓和,具有活血化瘀、消肿止痛、宽胸理气、消积导滞的作用,因此,适用于全身各个部位,常用于胸闷胁痛、腹部胀痛、便秘泄泻,软组织损伤后的红肿疼痛、肌肉痉挛等。

3. 滚法

手握拳以小鱼际肌和第4、第5掌指关节按压于治疗部位,利用前臂来回旋转带动腕关节做屈伸连续滚动按压称为滚法。滚动时用力要均匀,好像吸附在推拿的部位,不要跳动。滚法可以单手操作,也可以双手操作,操作时手部要紧贴体表,不能拖动、碾动或跳动。手法压力、频率、摆动幅度要均匀,动作要协调有节律。滚法的作用力比较深,接触面较大。多用在肩背、腰背、臀部及四肢等肌肉较多的部位,具有舒筋活血、温通经络、调和气血、滑利关节、促进血行、消除肌肉疲劳的作用。适用于肢体关节酸痛,肢体瘫痪,运动损伤造成的肌肉痉挛及运动后疲劳的恢复。

(二)摩擦类

包括摩法、擦法、抹法等。

1. 摩法

用手指或手掌在皮肤上滑动或回旋的手法称为摩法，分为指摩、掌摩和掌根摩。摩法不同于揉法之处在于揉法的作用力向下，摩法的作用力是水平回旋。操作时肘关节微屈，腕关节放松，指掌自然伸直。一般是顺时针方向转动，速度可快可慢。摩法的力量比较小，刺激轻柔缓和，作用力比较表浅，可以单手或双手操作，是胸腹、胁肋、四肢常用手法，具有温筋散寒、消肿止痛、调和气血、消积导滞、放松肌肉的作用，多与揉、推、按手法一起使用。适用于气滞血瘀、脘腹胀满、胸肋并伤、肢体麻木、消化不良等病症。

2. 擦法

用手指或手掌在皮肤上快速的来回摩擦的手法称为擦法，操作时腕关节伸直，以肩关节为支点，肘关节屈伸带动手掌做前后或上下往返运动。用力要稳，掌下压力不宜太大，一般需要擦到治疗部位的皮肤发红，必要时涂适量润滑油或药膏，以防擦伤皮肤。擦法刺激柔和温热，具有温筋通络、行气活血、消肿止痛、健脾和胃、祛风散寒的作用。又分为指擦法和掌擦法，前者适用于四肢远端小关节，后者适用于胸腹部、腰背部及四肢。

3. 抹法

用拇指或手掌在治疗部位上以一定的压力向一边推动的手法称为抹法，分为指抹法和掌抹法。抹法具有醒脑开窍、镇静明目、舒筋通络的作用。指抹法常用双手拇指同时操作，适用于头面部和颈部，对头痛、头晕及颈椎疾病常配合此法治疗。掌抹法适用于腹部和腰背部。

（三）拿按类

包括拿法、捏法、按法等。

1. 拿法

用手指捏住肌肉或肌腱两侧并稍用力向上提起，然后放松的一种手法称为拿法。操作时拇指和其余四指相对用力，手腕放松，有节律性地一松一紧、从轻到重、提拿揉捏，一般以患者感到酸胀舒适为宜。此法刺激强度较大，具有疏经通络、活血止痛、祛风散寒、缓解痉挛、消除疲劳的作用，常用于肌腹或穴位处，适用于头项强痛，肢体关节及肌肉酸痛等。

2. 捏法

用拇指与其他手指相对捏住肌肉或肌腱，循其走向边捏边向前推进的手法称为捏法，多用于肩部及四肢。如果是在小儿背部两侧，用双手捏起皮肤，由下而上地向前推进的捏法，又称为捏脊法。

3. 按法

用手指、手掌或肘部按压身体某一部位或穴位处的手法称为按法，可以持续按压，也可以间断性按压（一按一松），分为指按法、掌按法、肘按法。按压时用力要均匀，由轻到重，再由重到轻。由于按法的刺激强度较大，常与刺激强度较小的揉法一起合用为"按揉"复合手法。按法具有通络、活血、止痛、开闭、松肌的作用。其中指按法适用于按压穴位和痛点，掌按法适用于腹部、背部和四肢，肘按法适用于腰背部和臀部。

（四）叩击类

包括拍捶法、击法等。

1. 拍捶法

用手指、手掌或空拳有节奏地拍打或捶击身体的一种推拿手法。手指拍捶的作用力较浅,手拳拍捶的作用力较深。拍捶具有疏经活络、运行气血的作用,常用于肩、背、腰、腿酸痛麻木、气血痹阻不通之病症。

2.击法

用手指叩击身体某一部位的手法,其刺激强度较小。具有疏通经络、调和气血、兴奋神经的作用,适用于头部穴位及表浅的关节部位。

(五)振动类

包括振法、搓法等。

1.振法

用手指或手掌按压穴位或某一部位做快速振动的手法称为振法,分为指振法、掌振法。前者多用于穴位,后者多用于腰背及下肢。振法具有祛瘀消积、和中理气、调节肠胃功能的作用,常用于肝郁气滞、胃肠功能紊乱等。由于振法消耗治疗者的体能较多,因此,此手法不宜长时间实施。

2.搓法

用双手搓动患者肢体的手法称为搓法。搓动的速度开始时由慢到快,结束时再由快到慢。搓法的作用力可以达到肌肉和骨骼,分为掌搓和掌侧搓,后者的刺激强度较大,患者常有明显的酸胀感觉,多用于四肢。

(六)摇动类

包括摇法、抖法、屈伸法、引伸法等。

1.摇法

被动地旋转或环转关节的一种手法。仅用于具有旋转功能的关节,如上肢的肩、前臂、腕、手指,下肢的髋、小腿、踝,脊柱的颈段和腰段。操作时动作应均匀缓和,遇到关节阻力时要稍加牵拉力,使关节间隙加大后再做环转动作。摇法具有疏经活血、滑利关节、解除关节交锁的作用,适用于关节活动受限,如肩周炎,颈椎病,髋、膝、踝关节关节炎等。

2.抖法

用手握住患者肢体的远端并稍加牵引,然后快速小范围地上下抖动。抖法具有舒筋通络、解除粘连、活动关节的作用。适用于四肢关节的疾病,如肩周炎、髋关节疼痛,关节运动功能障碍等。

3.屈伸法

被动活动关节的一种推拿手法,适用于四肢关节。

4.引伸法

是在肢体放松时,突然被动地牵伸关节的一种推拿手法。该手法具有一定的操作技巧和难度,治疗者需要熟悉被引伸肢体的解剖关系,只可以借助于巧力,不可以用暴力。根据作用部位,引伸法又分为上肢引伸法、下肢引伸法以及腰部引伸法。

三、临床应用

(一)适应证

推拿疗法的适应范围很广,适用于运动创伤的有:软组织损伤、四肢骨折后关节功能障碍、截肢、断肢再植术后、颈肩腰腿痛、椎间盘突出、颈椎病、肩周炎、肢体循环障碍、周围神经损伤、多发性神经根炎等。

（二）禁忌证

局部皮肤、软组织或关节有感染，开放性伤口，烧伤，神经嵌顿，深静脉血栓或栓塞，骨折。

第三节 运动疗法

一、概述

运动疗法是徒手或借助器械，利用物理学的力学原理来治疗伤病患者，恢复或改善运动功能障碍的方法。目前运动疗法根据它所遵循的原理不同可分为3大类：根据生物力学原理进行的运动疗法；根据神经发育规律所采取的运动疗法；按补偿、替代原理进行的运动疗法。运动创伤后的运动疗法主要涉及后两种方法。

运动疗法的目的是促进损伤组织尽快恢复，减轻疼痛，促进运动功能恢复，防止关节活动度受限及关节挛缩，保持运动系统功能，防止肌肉萎缩，预防因重复受伤动作而引起的运动再损伤。使受伤者尽早恢复参加锻炼和比赛的能力，为此必须根据伤病的种类、病程及伤者的功能状态，遵循治疗的个体化原则。运动疗法必须遵循以下原则。

（一）因人而异

制定运动治疗方案时，应根据患者的具体情况个别对待，明确运动强度。

（1）对功能恢复要求较高的患者，其运动治疗的量应较大；对只期待恢复日常生活的患者运动量可较小。

（2）因年龄和性别而异。

（3）治疗活动的内容要以个人兴趣和文化程度为依据，充满新鲜感，充分调动患者主动训练的积极性。

（二）循序渐进

包括运动强度的由小渐大，运动时间由短渐长，动作内容由简渐繁，使患者逐步适应，并在不断适应过程中得到提高。

（三）持之以恒

运动治疗要产生治疗效果，需要按疗程长期训练，不可随意中断，这是因为运动效应是逐步积累的结果，同时运动锻炼的过程可形成良好的习惯，建立有益的行为模式，是预防疾病和运动创伤的基本途径之一。

（四）全面锻炼

运动治疗既要重点突出又要与全身运动相结合，其原因在于伤后的功能障碍是综合性恢复，需要多种方式，如改善、代偿、替代等。这就需要在编制整个治疗动作时有重点地运用多种运动方式达到全面锻炼的目的。

（五）适时治宜

运动疗法可以用于运动创伤的各个时期，应根据患者功能恢复的目标分时、适度制订整体训练计划。

二、关节活动训练

关节活动训练指通过患者的主动和被动运动，以及治疗者的牵引和手法治疗，改善和维持关节活动范围的治疗方法。

（一）基本原理

（1）正常关节活动度需要关节、关节囊、韧带、肌肉等组织保持良好的弹性，使结缔组织处于一种疏松的网状状态，这需要每天多次全关节活动范围的正常活动。

（2）关节活动度障碍可由骨性因素和纤维性因素造成，尤其是因关节内外纤维组织挛缩或瘢痕粘连引起的关节活动度障碍，通常需要反复的关节活动度训练来展长缩短的关节周围软组织，恢复软组织的弹性。

（3）挛缩和粘连的纤维组织主要由胶原纤维构成，胶原纤维在缺乏应力牵伸的条件下有自行收缩、形成致密结缔组织的倾向，但作为弹性材料的胶原组织在一定的牵伸作用下可发生展长的效应。

（二）基本原则和机制

关节活动度训练的基本原则是逐步牵引挛缩与粘连的纤维组织。这些组织主要由胶原纤维构成，该纤维在缺乏应力牵伸的条件下，有自行收缩的倾向，纤维间的横腱增加，互相牢固形成致密的瘢痕组织，因而造成关节挛缩。胶原组织具有黏弹性，在牵引力的作用下可延长。这种延长大部分为弹性延长，小部分为塑性延长。弹性延长主要是因胶原纤维的螺旋形结构在应力牵引下变直所致，塑性延长是产生关节活动增加的主要原因。实验证明，短暂的牵引只能产生弹性延长；而反复多次，特别是持续较久的牵引方能产生较多的塑性延长。关节活动度训练的任务，就是反复多次或持续一定时间牵引挛缩和粘连的纤维组织使其产生更多的塑性延长。

（三）基本方法

1.被动关节活动度训练

是患者完全不用力，全靠外力来完成关节活动的运动训练方法。外力主要来自治疗师、患者健肢或各种康复训练器材，如持续性关节被动活动（CPM）。

通过训练增强瘫痪肢体本体感觉，刺激屈伸反射，放松痉挛肌肉，促发主动运动；同时牵张挛缩或粘连的肌腱和韧带，维持或恢复关节活动范围，为主动运动做过渡性准备。适用于肌力在3级以下患者。

2.主动—辅助关节活动度训练

是在外力的辅助下，患者主动收缩肌肉来完成关节活动的运动训练方式。助力可由治疗师、患者健肢、器械（如棍棒、滑轮和绳索装置等）、引力或水的浮力提供。这种运动常是由被动运动向主动运动过渡的形式，兼有主动运动和被动运动的特点。除了增加关节活动度外，同时也可逐步增加肌力，建立协调动作模式。

3.主动关节活动度训练

主要通过患者主动用力收缩完成关节活动的运动训练。既不需要助力，也不需要克服外来阻力。可改善与恢复关节功能，而且还可改善和恢复肌肉功能和神经协调功能。

三、关节松动术

关节松动术是治疗者在关节活动允许范围内完成的手法操作技术，属于被动运动范畴，用于治疗关节功能障碍如疼痛、活动受限或僵硬，具有针对性强、见效快、患者痛苦小、容易接受等特点。

（一）原理

1.生理运动

关节在生理范围内完成的运动,如屈、伸、内收、外展、旋转等。生理运动可以由患者主动完成,也可以由治疗者被动完成。

2.附属运动

关节在自身及其周围组织允许范围内完成的运动,是维持关节正常活动不可缺少的一种运动,一般不能主动完成,需要由他人帮助才能完成。例如,一个人不能主动地使脊柱任何一个关节发生分离,或者相邻椎体发生前后移位、旋转,但在他人的帮助下可以很容易完成上述活动,这些活动就属于关节的附属运动。

（二）治疗作用

1.缓解疼痛

当关节因肿胀或疼痛不能进行全范围活动时,关节松动可以促进关节液的流动,增加关节软骨和关节盘无血管区的营养,缓解疼痛;同时防止因活动减少引起的关节退变,这些是关节松动的力学作用。关节松动的神经作用表现在松动可以抑制脊髓和脑干致痛物质的释放,提高痛阈。

2.改善关节活动范围

动物实验及临床研究均发现,关节不活动可以引起组织纤维增生,关节内粘连,肌腱、韧带和关节囊挛缩。关节松动技术,特别是Ⅲ、Ⅳ级手法,由于直接牵拉了关节周围的软组织,因此,可以保持或增加其伸展性,改善关节的活动范围。

3.增加本体反馈

目前认为,关节松动可以提供下列本体感觉信息:关节的静止位置和运动速度及其变化;关节运动的方向,肌肉张力及其变化。

（三）分级

Maitland将关节松动手法按其能松动范围分为4级。

Ⅰ级为在关节内可动度的起始部分做小幅度节律性来回松动关节运动。

Ⅱ级为在关节生理活动范围内做大幅度节律性来回松动关节运动,但不接触关节活动的起始端和终末端。

Ⅲ级为在关节允许范围内大幅度节律性来回松动关节,每次活动达可动度终点。

Ⅳ级为关节活动度的终末端小幅度节律性来回松动关节活动,直至可动度终点,并能感觉到关节周围组织紧张。

（四）手法要点

（1）患者应处于完全放松的舒适位置,并使治疗人员能尽量靠近施治的关节。

（2）确定该关节需进行松动的轴向和范围,即在治疗前应先测定关节内活动受限的幅度和轴向。

（3）由操作者抓握并推动关节,当开始感到稍微有阻力时,表明松弛部位已经被绷紧,但不引起疼痛,然后操作者再稍加用力,按所决定松动的轴向和范围进行一紧一松推动,每一轴向做松动10～30次。

（4）为提高松动手法效果,可在达到所要求的终极位置时稍稍延长推压时间,以做持续牵张。上述手法均不应引起疼痛。松动手法完成后嘱患者立即进行主动运动,以增强治疗效果。

四、持续性关节被动活动

持续性关节被动活动(CPM)是利用专用器械使关节进行持续较长时间的缓慢被动运动的训练方法。训练前可根据患者情况预先设定关节活动范围、运动速度及持续被动运动时间等参数,使关节在一定活动范围内进行缓慢被动运动。

(一)目的

主要用于防止制动引起的关节挛缩,促进关节软骨和韧带、肌腱的修复,改善局部血液、淋巴循环,促进消除肿胀、疼痛等症状。

(二)作用机制

(1)温和而持续地牵伸关节周围组织,以防止纤维挛缩和松解粘连,从而保持关节活动度。

(2)造成关节面相对运动及关节内压的周期性改变,加速关节液流转及更新,同时对关节软骨进行温和的交替加压与减压,可促进软骨基质内液之间的交换,从而保持软骨营养,防止其退行性改变。

(3)在软骨修复过程中,通过 CPM 经常对关节面施以加压应力及摩擦应力,可促进修复组织中未分化细胞向软骨细胞转化,使受损关节面最终由透明软骨覆盖,并使关节面获得较好的塑形,从而减少以后发生骨关节病的机会。

(4)韧带修复后做 CPM 可减轻韧带萎缩,增加修复后 6~12 周时的韧带强度。

(5)CPM 时关节本体感觉器不断发放向心冲动,根据闸门学说可阻断疼痛信号传递,从而减轻疼痛。

(三)特点

(1)与一般被动运动相比,其特点是作用时间长,同时运动缓慢、稳定、可控,因而更为安全、舒适。

(2)与主动运动相比,CPM 不引起肌肉疲劳,可长时间持续进行,同时关节受力小,可在关节损伤或炎症时早期应用且不引起损害。

(四)实施方法

CPM 需要适合于相应关节的应用器械进行,现多应用下肢髋-膝-踝 CPM 治疗器及肩、肘关节治疗器。关节活动幅度、速度和持续时间可设定。关节活动幅度一般从无痛的可动范围开始,以后酌情扩大,直至产生轻微疼痛为止。运动幅度和速度一般选择每分钟 $10°\sim20°$ 为 1 个周期,关节术后早期或炎症活动期可适当减慢一些,以后宜根据症状和体征逐步扩大活动幅度。运动持续时间最初为 24h 连续进行。后来逐步缩短为每日 12h、8h、4h 或 2h。也有人主张每次 1~2h,每日 2 次。一般认为关节术后为防止关节粘连形成或促进软骨修复,宜 24h 连续进行,至少为时 1 周,以后改为间歇进行。人工关节置换术后一般间隔 1~2 周。

五、肌力与肌耐力训练

(一)肌力训练

肌力训练是一种用于维持及发展肌肉功能的专门性练习方法,对运动创伤后肌肉的功能恢复与维持尤为重要。

1. 作用

(1)防止失用性肌萎缩,特别是肢体制动后的肌萎缩。

(2)防止因肢体创伤、炎症时疼痛所致的肌萎缩。

(3)促进神经系统损伤后的肌力恢复。

(4)调整肌力平衡,对脊柱侧弯、平足等骨关节畸形起矫治作用。

(5)增强躯干和腹背肌力平衡,改善肌肉排列及应力分布,增加脊柱稳定性,防止脊柱疾病。

(6)改善原动肌与拮抗肌之间的平衡,以促进关节的动态稳定性,防止负重关节的退行性改变。

(7)增强腹肌和盆底肌训练对防止内脏下垂、改善呼吸及消化功能有一定意义。

2. 基本原理

(1)肌肉适应性改变:肌力训练的作用并非是肌纤维的增加,在人类出生以后,肌纤维的数量就已成定局。通过肌力训练主要是使肌肉产生适应性变化,并由此增加肌力。肌肉的适应性变化包括:①使肌肉的形态结构变得更加发达、完善,同时肌肉功能也可获得改善。②经系统的肌力增强训练后,肌肉体积增大,肌纤维增粗,收缩蛋白、肌红蛋白、酶蛋白增加,ATP、热能含量和糖原储备增加,毛细血管密度增加,结缔组织量也增多。

(2)超量恢复:训练时和训练后肌肉的即时变化为疲劳和恢复的过程。训练后肌肉出现疲劳时,肌肉的收缩力量、速度和耐力均明显下降,同时能源物质等也有所消耗。这需要通过一定时间的休息才能使生理功能逐渐恢复,消耗的能源物质得以补充。在恢复到训练前水平后,可出现一个超量恢复阶段,即各项指标继续上升并超过训练前水平。如果下一次肌力训练在前一次训练后的超量恢复阶段内进行,那么就可以该超量恢复阶段的生理生化水平为起点,使超量恢复叠加和巩固起来,实现肌肉形态及功能的逐步发展。因此,超量恢复是肌力训练的生理学基础。

3. 基本原则

(1)施加适当阻力:为使肌力增强,训练必须给予一定的阻力,无阻力状态下的训练不能达到增强肌力的目的。阻力可来自于肢体的重量、肌肉运动时外加的阻碍力量等。具体方法是:在活动范围的起始和终末施加最小的阻力,中间最大;达到足以使患者发挥最佳能力,但又不过大而阻止患者完成活动的阻力水平;施加的阻力应根据患者肌力改善的情况逐渐增大。

(2)超量负荷:即训练时施加的阻力负荷应适当超过患者现有的活动水平,否则就达不到改善肌力的目的。

(3)反复训练:为了达到增强和巩固肌力水平的目的,必须进行多次的重复收缩训练,而非单次收缩。一般仅在患者合并存在疼痛性关节疾病或肌腱炎等情况时,训练的次数才可有所减少。

(4)适度疲劳:根据超量恢复原理,肌力训练会引起一定的肌肉疲劳,因为无明显的肌肉疲劳也无超量恢复的出现,肌力训练也难以取得明显效果。但是过于疲劳,例如由于前次的训练引起无力、疼痛或不愿再进行原有或新的运动训练,则会极大的影响训练效果。对于肌力训练而言,疲劳的标志为肌力不增加反而减退、运动速度减慢、运动幅度下降、运动协调性明显降低、患者主诉疲乏劳累。因此,肌力训练要特别注意掌握适宜的训练频度,尽量使后一次训练在前一次训练后的超量恢复阶段内进行。训练间隔太短时,肌肉疲劳尚未完全消退,就会出现无积累而无法使肌肉收缩力增强。一旦出现疲劳现象,原则上应停止训练。

(5)选择适当运动强度:肌肉收缩强度相当于最大收缩强度40%时,运动单位募集率较低,主要募集Ⅰ型肌纤维,对增强耐力有效;收缩强度增加时募集率增高,Ⅱa型、Ⅱb型纤维也依次参与收缩,对增强肌力有效。故应根据需求选用不同收缩强度进行。

注意,肌力训练时,并非需要同时满足上述所有的原则,但阻力原则和超量负荷原则是必须的,其余可视具体情况而定。当然,若能同时满足以上全部原则更佳。

4.基本要求

(1)肌力下降同时伴有肌痉挛的患者不应强调单块肌肉的肌力训练,以免加重肌痉挛程度。

(2)训练应在无痛或轻度疼痛的情况下进行。如果最初训练引起肌肉的轻微酸痛,则属于正常反应,一般次日即可自行恢复。如训练引起患者所训练的肌肉明显疼痛,则应减少运动量或暂停。疼痛不仅可增加患者不适感,而且也使训练难以达到预期效果。一旦出现较明显的疼痛,则应在查明原因并进行必要的治疗后再进行训练。

(3)灵活运用各种不同训练方法,并适当考虑各种方法相结合的综合方法,以提高训练效果。

(4)由于肌力训练的效果与患者的主观努力程度关系密切,故应充分调动患者的积极性。训练前应使患者了解训练的作用和意义,训练中应经常给予语言鼓励并显示训练的效果,以提高患者的信心和积极性。

(5)掌握肌力训练的适应证和禁忌证,尤其对心血管疾病患者、老年人、体弱者等高危人群应在良好指导下进行训练,并在训练中密切观察患者的情况,严防意外发生。

5.训练方法

(1)电刺激运动:适用于肢体瘫痪,肌力0～1级而无法站立者。

(2)助力运动:适用于肌力1～2级患者的功能训练或生理活动能力的代偿性活动。

(3)主动运动:适用于肌力3级的患者。

(4)抗阻运动:适用于肌力4～5级的患者,包括徒手抗阻训练、器械抗阻训练。

肌肉收缩的形式包括等张训练、等长训练、等速训练。

(二)肌耐力训练

耐力是指在一定强度下,在相当时间内(不少于15～30min)重复运动且不疲劳的能力。由于持续时间长,强度不可能太大,这样有利于机体有氧代谢能力的增加。有氧代谢是指呼吸系统摄取氧、心血管系统运送氧能力的反映,应和参与能量代谢酶系统的活性密切相关,因此,耐力训练也是用于增强呼吸、心血管系统和新陈代谢能力的锻炼方法。由于此类活动的能量是由有氧代谢提供,所以耐力训练也被称为有氧训练。增强耐力的方法分为两类:一类为肌耐力训练,另一类为全身耐力训练。下面主要介绍肌耐力训练。

肌耐力指肌肉进行持续收缩和反复收缩的能力。肌耐力训练是发展肌肉耐力的训练方法。主要应用相对低强度(即低至中等强度负荷,包括抗阻),进行持续反复的同一运动。为达到训练目的,负荷的大小和持续时间的长短可以相互调节。如果负荷大时,为避免运动量过大可以减少运动时间;负荷小时,可以通过延长时间以达到一定的运动量。如果以时间为单位,可以用运动负荷大小来调节。肌耐力的具体训练方法与肌力训练基本相同,采用等张训练、等长训练和等速训练等方法,只是运动负荷较低,运动时间较长。

等张训练法:取强度为最大重复 1 次量(1RM)或最大重复 10 次量(10RM)的 60％作为负荷量,每组重复 25～50 次,重复 3～5 组,每组间隔 1min,每日 1～2 次。

等长训练法:常用于维持关节稳定性的训练,通常做附加一定负荷(或用体重作负荷)的闭链训练。由于此时并不产生关节活动,关节周围无论是原动肌或拮抗肌均同时收缩。可以在不同角度下做逐渐延长时间的"稳定性"等长训练,直至出现肌肉疲劳为止,每日 1 次。无论进行何种方式的等长训练,与肌力训练一样,应注意自然呼吸,不宜憋气以免产生 Valsalva 效应,导致血压迅速增高而发生意外。此法对已有心脑血管病史者,应禁用或谨慎使用。

等速训练法:在等速运动过程中,欲保持预定角速度不变,即需要专门的装置具备感应系统感受运动环节每一点肌力大小的改变,并通过反馈调节系统即时改变阻力大小使之与肌力大小的改变相匹配,这样方可使预定的角速度在整个运动环节中保持不变。由于运动环节中每一点的阻力负荷与其相应的肌力形成最佳匹配,因此可较好地达到增强肌力的目的。

六、牵张训练

牵张训练是使病理性缩短的软组织(肌腱、肌肉、韧带、关节囊等)延长的治疗方法。

(一)作用

(1)某些疾病可反射性引起肌痉挛以致挛缩,活动减少,影响血液循环;肌痉挛或挛缩本身也可压迫神经末梢而产生疼痛,这样会加重肌力失衡和疼痛,并形成恶性循环。进行主动牵张训练,有可能阻断恶性循环,减轻疼痛和防治肌力失衡。

(2)通过刺激肌肉内的感觉运动器官——肌梭,以调整肌张力。某些神经瘫痪患者必须通过牵张训练,以激活 γ 纤维而保持一定的肌张力。

(3)有利于发挥更大的肌收缩力。肌肉收缩能力大小常和肌肉的初长度有关,即在一定范围内,肌肉的初长度越长,肌肉收缩时产生的肌力和缩短力越大,所做的功也就越多。此外,适当延长肌肉,可直接或间接反射性地提高肌肉的兴奋性。

(二)原则

(1)牵张训练前的评定,明确功能障碍的情况,选择合适的训练方式。

(2)患者处于舒适体位,必要时在牵张前应用放松技术、热疗和热身训练。

(3)牵张训练时,牵张力量应轻柔、缓慢、持续,达到一定力量,持续一定时间,逐渐放松力量,休息片刻后再重复。

(4)牵张后,可应用冷疗或冷敷,以减少牵张所致的肌肉酸痛,冷疗时仍应将关节处于牵张位。

(5)在获得进展的活动范围内进行主动训练,可增加肌肉功能,同时加强肌肉之间的平衡能力训练。

(三)应用

牵张训练多用于下肢,牵张训练包括髂胫束牵张,股内收肌群牵张,股四头肌牵张,腘绳肌牵张,小腿三头肌和跟腱牵张,肩关节牵张。

七、平衡与协调训练

(一)平衡训练

平衡是指人体在静止和受到外力作用时,保持姿势稳定的能力。平衡训练指针对患者平衡障碍的关键因素,提高患者坐、站和行动时平衡能力的锻炼方法。平衡障碍的关键环节包括本体感受器、前庭感受器、视觉系统、高级中枢对平衡信息的整合能力。

1. 与平衡相关的生物力学因素

支撑面、身体重心、稳定极限、摆动频率。

2. 影响平衡训练的因素

(1)站、坐的支撑面积。

(2)体位:由比较稳定至不稳定的体位顺序大致为前臂支撑俯卧位、前臂支撑俯卧跪位、前倾跪位、跪坐位、半跪位、坐位、站立位(扶平衡杠站、独立站、单腿站等)。

(3)状态:有静态平衡,自动动态平衡,他动动态平衡。

(4)移动方式。

(5)附加的运动模式或动作。

(6)对平衡干扰的预知性。

(7)干扰的力量,应考虑干扰力量的大小、速度、方向及作用位置。

(8)感官刺激的传入途径有视觉、前庭、本体感受器、触觉等,不同的传入途径可改变平衡训练的难度。

(9)感觉刺激传入可以是一致的、削弱的或矛盾的。

(10)运动对策有踝对策、髋对策、跨步对策、保护性抓握等。

3. 训练原则

(1)遵循循序渐进的原则,训练由易到难。

(2)注意患者训练时的安全,开始新阶段训练时必须有治疗者保护。

(3)施加外力时注意力量大小,不能超过患者可调节的力量。

(4)注意患者心理状态的调整。

(5)明确平衡障碍的原因,进行原发病的治疗。

(6)必须注意保持头颈的稳定。

(二)协调训练

协调训练是指恢复平衡平稳、准确、高效的运动能力的锻炼方法,即利用残存部分的感觉系统以及视觉、听觉和触觉来促进随意运动的控制能力。

训练种类有上肢协调性训练、下肢协调性训练和躯干协调性训练。

八、放松训练

放松训练指通过神经放松和肌肉放松,缓解肌肉痉挛及疼痛,降低身体和心理应激,调节自主神经,改善睡眠的锻炼方式。

(1)种类:生物反馈,瑜伽,医疗气功,放松性医疗体操。

(2)适应证:需要调整心理状态、神经—肌肉功能和全身状态的患者。

(3)禁忌证:认知障碍和精神障碍的患者。

第四节　保护装置和保护支持带

保护装置和保护支持带是运动创伤学的重要组成部分,主要包括石膏、夹板、支具及各种保护支持带等。

一、石膏

石膏固定在运动医学及外科领域应用十分广泛,它具有固定牢靠、操作简便、任意塑形、价格低廉等优点。因此,医务工作者应熟悉石膏的性能及其正确使用的技术,避免并发症的发生。

(一)适应证与禁忌证

1.适应证

(1)难于固定的某些部位的骨折,如脊柱骨折。

(2)开放性骨折,经清创缝合术后,创口尚未愈合者。

(3)某些骨、关节手术后(如关节融合术后)。

(4)畸形矫正术后。

(5)治疗化脓性骨髓炎、关节炎者。

2.禁忌证

(1)全身情况恶劣,不能耐受者。

(2)年老体弱易致合并症者。

(3)将影响小儿发育者。

(4)患部伤口疑有厌氧性感染者。

(5)孕妇的胸腹部固定、呼吸系统疾患者的胸部固定及心肾功能不良的大型石膏固定。

(二)操作规程

1.皮肤准备

先清洗皮肤,剃除毛发,涂抹乙醇后,撒上滑石粉、硫磺粉,若采用无垫石膏,则可不剃除毛发。

2.放置衬垫

分为无垫石膏和有垫石膏。有垫石膏在包扎的肢体之前,先套一层棉织套,或缠1~2层棉卷作为衬垫,另外于骨突处再加垫一大小合适的棉垫,但衬垫不宜过多过厚。躯干部包扎,需于腹上部放一折叠的布巾或小扁枕,于包扎完毕后取出。无垫石膏于患肢近端及骨突部放置薄棉垫,直接贴皮包扎,一般用于慢性骨髓炎的蝶形手术或骨折后已消肿的肢体。对新鲜骨折、软组织感染及手术后有预期反应性肿胀等忌用此法。

3.浸泡石膏绷带卷

常用水温为35~40℃。取得绷带卷放于水桶内,使其完全被水淹没,待气泡停止冒出后(1~2min),双手握两端,提出水面,轻轻平置,由两端向中央轻轻压挤,使多余水分自中部流出。挤出水分的多少应适度,一般不得使石膏绷带卷干瘪或水滴成流,以免影响结晶作用。绷带卷浸泡取出后,一并交给术者,即可使用。

4.石膏绷带包扎

肢体一般置于功能位。将浸泡好的石膏绷带卷做环形或螺旋形缠绕,由肢体的近心端开始,以滚动方式进行,力量应均匀,每圈绷带应互相重叠1/4~1/3,卷至2~3层后,用手掌及大鱼际抹平,使各层均匀粘着,成为整体。如发现某处紧窄,可用剪刀或刀片切开,尽量保证服贴紧凑。操作过程中注意观察肢端的循环、感觉及运动情况。缠绕完毕后,再将两端线袖套反折，加石膏卷带缠绕。固定后的石膏，厚度0.5～1cm，石膏绷带6～8层。

（三）注意事项

（1）石膏固定后，切忌折弯。为加速其干燥，可用灯泡烘烤。

（2）抬高患肢时，应均匀垫好，勿使肢体悬空。

（3）密切观察血运。如有手指或足趾发绀、苍白、疼痛时，应剖开或拆除石膏。

（4）早期功能锻炼。

二、夹板

夹板固定是治疗骨折的一种重要手段。夹板固定是从肢体的生理功能出发，通过扎带对夹板的约束力，固定垫对骨折端以防止或矫正成角畸形和侧方移位为目的的效应力，充分利用肢体肌肉收缩活动时所产生的内在动力，使肢体内在动力因骨折所致的不平衡重新恢复到平衡状态。它是一种适应肢体的生理要求，能动地符合现代生物力学原理的外固定。

（一）适应证与禁忌证

1. 适应证

（1）四肢闭合性管状骨折。

（2）四肢开放性骨折，创面小，经处理后创口已愈合者。

（3）陈旧性四肢骨折适合于手法复位者。

2. 禁忌证

（1）较严重的开放性骨折或局部感染者。

（2）难以整复的关节内骨折。

（3）不易固定部位的骨折（如锁骨骨折、髌骨骨折等）。

（4）需要手术治疗的骨折。

（5）夹板固定部位皮肤有广泛擦伤。

（6）局部严重肿胀或伤肢远端末梢循环较差。

（7）伤肢有神经损伤症状，局部加固定垫会加重损伤。

（二）操作规程

（1）首先在固定之前应判断骨折部位、骨折类型及患者肢体情况，选择合适的夹板、固定垫和扎带等固定材料。

（2）敷上均匀、厚薄适中的外用膏药，切勿有皱褶。

（3）放置固定垫，并以胶布固定。

（4）根据各部位骨折固定的要求，依次放置夹板，再在夹板外用绷带包扎覆盖。

（5）由助手扶托患肢，术者缚扎带3～4根，每根扎带绕肢体两圈后打结。

（三）注意事项

1. 做好健康教育

教会患者及家属正确的家庭护理知识，避免不良后果出现。

2. 密切观察肢体血运情况

注意是否出现以下症状：①肿胀加剧、疼痛加剧。②动脉搏动减弱或消失。③手足麻木，针刺反应迟钝。④伤肢的手指或足趾活动受限。⑤手脚苍白或发青等，则说明肢体有严重的血液循环障碍，应马上调节小夹板的松紧，如松解小夹板后以上症状仍不缓解，就必须全部解开小夹板布带放松夹板,并将患者迅速送往医院做进一步检查处理。

3.调整小夹板松紧度

一般绳带移动幅度在 1cm 左右。

4.防止骨折再移位

上肢固定后要用三角巾托起,悬吊于胸前;下肢固定若需要搬动时一定要有充分的托扶;骨折复位固定后的前 2 周内,每 3~5d 复查一次 X 线,一旦发现移位,要立即到医院处理。

5.减轻肢体肿胀

调整患肢体位,将伤肢抬高至心脏水平以上,卧床患者受伤肢体可用枕头垫高。

6.功能锻炼

骨折复位固定后就应开始功能锻炼。锻炼方法是:1~2 周嘱患者进行握拳、指趾(足)屈伸活动,绝对避免被动活动;3~5 周嘱患者进行关节屈伸活动,动作范围从小到大,不宜强烈运动;伤后 6~8 周嘱患者进行关节运动,上下肢结合,避免过分冲击性活动。

三、支具

支具是近年来出现的一项先进的技术,它使运动创伤术后康复成为可能,不仅可以增强肌力,保持关节活动度,还可以促进关节滑液循环、软骨代谢,缩短治疗、康复时间,防止并发症发生。近年随着新材料、新工艺的应用,支具技术有了长足的发展,已经成为欧美国家运动创伤外科和关节外科制动、固定、治疗、康复等主要的体外支撑装置,我国许多单位和研究机构也相继建立了支具矫形治疗中心。

(一)分类

支具又叫矫形器。根据人体使用部位,支具可分为上肢支具、下肢支具、脊柱支具;按照医疗目的不同可分为医疗用支具(医疗阶段完成之前使用,或纯粹作为医疗手段之一)、医疗用临时支具、康复支具(医疗阶段完成后,为达到更好的治疗效果而使用);根据使用目的又可分为固定性支具、保持性支具、矫正性支具、免负荷性支具、步行性支具、牵引性支具等;还有根据制作过程中材料的弹性将支具分为软性支具和硬性支具。

(二)适应证与禁忌证

1.适应证

运动损伤后需行外固定者;骨折术后患者;更换假肢后的患者。

2.禁忌证

用支具情绪上不能耐受者;伴有明显肋骨畸形或严重胸椎前凸者。

(三)使用规程

支具的使用一般经过 3 个步骤:支具处方、支具取型及支具佩戴。

1.支具处方

支具的使用是一种医疗、康复行为,像医(师)-技(师)关系和医(师)-护(士)关系一样,应有文字形式,体现支具使用的科学性、服务性以及双方的技术责任。支具处方应包括患者的一般情况、诊断、应用支具的目的、解剖部位、支具的类型或者支具的名称、患者使用支具的特殊要求和注意事项等。支具处方由医师(康复师)开出,支具技师执行。

2.支具取型

支具技师根据支具处方的要求完成下列工作:

（1）了解患者的一般情况和需要支具固定部位的情况，有无支具使用的禁忌证。

（2）支具型号的选配，需要辅助材料，如热塑板材、石膏，取型并现场制作。

（3）需要特殊部位、特殊要求的支具时，应与医师协商制作或者佩戴。

（4）佩戴支具部位的医疗处置（换药、消毒等）由医师负责。

3.支具佩戴

支具的选型、制作完毕后，先让患者试戴。支具佩戴合适后，应先教患者自行佩戴支具，然后向患者说明佩戴支具的要求、目的、时间，以及佩戴支具期间出现问题（皮肤发红、疼痛、压疮、瘙痒等）的临时处置法。

四、保护支持带

保护支持带在运动创伤的康复训练中应用得非常广泛。运动创伤后，肌肉一般出现不同程度的肌力减退，受伤的关节韧带由于断裂后不能严密地愈合，产生不同程度的松弛现象，结果受伤关节松弛不稳，很易再伤。使用保护支持带可以保护关节稳定，避免受伤韧带或其他组织松弛，限制肌肉、肌腱超常范围的活动，以免已伤组织再损伤。保护支持带的种类很多，如胶布带、弹性绷带等。在康复训练中，保护支持带应用较多的损伤部位为踝关节韧带损伤、膝关节韧带损伤、大腿前部和后部肌肉损伤等。

第五节　各类运动损伤的康复训练

一、肌肉损伤的康复训练

（一）概述

肌肉损伤的康复训练是在手术缝合或拉长固定后进行的，在遵循超量恢复规律的基础上，采用等张收缩与等长收缩的形式，保持和增加肌肉纤维的体积和数量，进而起到防止断肌挛缩和肌肉萎缩、加快恢复、增强肌力及肌肉协作并起到稳定关节的作用。

（二）分论

1.肌肉全断裂的康复训练

（1）踇长肌断裂的康复：该肌属退化无用的肌肉，康复训练的目的是防止粘连影响关节活动。康复训练方法是平卧于床上，足下垫枕，使踝关节保持背屈90°位，将踇长肌的断端拉开，同时冰敷、棉垫弹力绷带加压包扎，2d后下地走路。一般2周后可开始训练。踝关节背屈也可借助梯子或斜坡进行。

（2）肱二头肌长头肌断裂的康复：手术缝合固定，3周后开始肱二头肌的力量练习。肩周肌练习可早期开始。一般2个月后可参加训练。若不进行手术缝合直接进行早期肩关节活动，进行三角肌和肩袖肌群的力量训练容易发生肩关节脱位和骨关节病。本康复训练属于术后康复的范畴，缝合后要尽早进行肱二头肌长头肌腱的牵拉并配合肩关节活动，防止粘连。

（3）肱三头肌断裂的康复：本康复训练亦属于术后康复的范畴。应立即进行手术缝合，之后用棉花夹板加压包扎，使肘保持伸直位用石膏托固定，每日练习手及腕的屈伸及握拳活动。用棉花夹板的好处是它同时有止血和预留肘关节10°～15°的伸屈活动范围的功能。固定4～5周后去掉夹板，开始屈肘和轮转练习。6周后开始肱三头肌的伸肘抗阻力练习和被动屈肘练习。6 个月后即可进行正常训练。

2. 肌肉部分断裂的康复训练

肌肉部分断裂的治疗原则是"拉长固定"。伤后立即冰敷加压包扎，并将患肢受伤肌肉置于拉长位固定，防止肌肉纤维因瘢痕挛缩而变短，进而导致运动时正常肌肉部分不能用力。一般 1 周后开始康复训练。以增强肌力、拉长瘢痕为主。例如，腘绳肌部分断裂后，取坐位伸直伤侧膝关节，健侧屈膝，坐于足上，然后向前弯腰逐渐拉长伤肌，也可于坐位行该肌的拮抗肌肌力练习。一般 1 个月后进行正常训练。

3. 肌肉血肿的康复

肌肉全断或部分断裂急诊检查时必须做超声检查以排除局部血肿。一旦发现即应手术清除并做必要的缝合。

4. 股四头肌肌肉挫伤的康复

伤后立即冰敷以厚棉花压迫包扎。如果肿胀较轻，应在严格观察下保持膝关节屈曲位固定，1 周后在床上及床边进行膝关节屈伸训练。肿胀明显者，1 周后被动练习屈膝，到第 2 周屈至 90° 并坐床边垂腿，做伸膝活动。一般术后 1 个月开始正常训练。

5. 化脓性肌炎的康复

伴有化脓性肌炎时局部有热感，实验室检查红细胞沉降率加快。该病多由肌肉挫伤或关节脱位继发引起，分为炎症期、增殖期和修复期 3 个阶段。在炎症期，要防止再损伤，原则上冰敷加压包扎固定，防止邻近关节的活动以防止血肿形成或再受伤。在增殖期，开始做相应肌肉的抽动练习，如果发生在上肢，应做手指的屈伸活动，如果发生在下肢，应做膝关节的屈伸活动。关节活动只允许在微痛的范围内进行，不应进行加力被动活动。在修复期，可以进行有限度的抗阻力练习。训练中如果出现疼痛或关节活动受限增加伴有肩部发热，即应减量或停止，同时进行冰敷，或外敷中药。

二、韧带损伤的康复训练

（一）概述

（1）韧带是连接骨与骨之间的纤维组织，起保持关节稳定的作用。其强度为相应肌肉的 2 倍，在制动状态下其强度会急剧降低，并发生粘连。康复训练是通过相应肌肉的等张、等长及协调收缩牵拉和刺激韧带，起到保持韧带强度和兴奋性，缩短本体觉反应时间，防止粘连和再次拉伤的作用。

（2）韧带损伤可分为局部扭伤、部分断裂和完全断裂 3 种形式。其损伤因为对某项运动缺乏针对性锻炼，而使韧带敏感性降低，本体感觉反应时间延长，肌肉运动的不协调所致。以膝侧副韧带和前、后交叉韧带为例，其损伤机制不同的关节韧带在一定的范围内活动不一，使缝合的韧带再断裂，这是早期活动的理论基础。而活动又确实促使损伤韧带结构正常化，同时还防止因固定带来的其他病理改变。因此，韧带损伤后早期活动是康复训练的原则。

（二）分论

1. 膝韧带损伤的康复训练

（1）膝韧带损伤的康复分为 5 期。

1）术前期：用之既可改善膝的功能，又利于进一步确诊。此期的目的是在不加重损伤的前提下，增强与保持肌力。因此，应严格控制运动量及活动范围。可采用以下方法：

股四头肌抽动练习,5min。

直抬腿练习,采用最大强度的重量,抬腿 10 次。如果由于疼痛不能直抬腿,可采用负向抗阻练习,先助之将腿抬起至 90°以上,再自己徐徐放下。此练习的好处是前交叉韧带断裂时,另一韧带可起保护作用,防止胫股关节的前后错动。

膝伸屈肌群的等张抗阻练习。根据需要加强股四头肌和腘绳肌的肌力练习。

股四头肌等长练习,并发有髌骨软骨病的患者用此法较好。

增加活动范围的膝屈伸练习,术前因固定引起关节活动范围受限的应首先恢复活动范围再做手术。髋内收、外展、伸、屈各 20 次。

以上训练既可保肌力,又可为术后康复训练做好准备。

2)术后或伤后早期康复:应于 24h 内开始,内容与术前相同。因用石膏或其他方法固定,而影响动作者等长训练也应及早开始。

如不能完成可用下列方法训练。

助力法:使用滑车牵拉抬腿或者用健侧腿将患腿抬起。患腿抬至 90°位不动,再徐徐放下;将腿牵拉抬至 60°,徐徐放下;将腿牵拉至 30°,徐徐放下;如果可以保持直抬腿 30°位,多可不再加助力练习,而自己练习。髋的练习同前。当患者能自己抬腿时即可扶拐下地,用三点支撑走路。患肢应用足点地走路,以刺激末梢感受器,保持原有的脑的支配功能。

3)后中期康复:从去掉石膏或其他固定时开始。练习内容除前者外,还增加改进关节活动范围的练习。内容有:

负重直腿练习,10~15 次。

髋的伸屈、内收、外展,10~15 次。

膝等张伸屈练习,如用 Cybex 练习,应注意 PCL 重建者练习股四头肌力量,ACL 重建者练习腘绳肌的力量,其速度由慢到快。

患者坐床边做伸屈练习,股四头肌向心与离心收缩的力量练习,应在膝伸直时停 1~2s,然后在 4s 内缓缓放下。休息 2s 后再重复以上动作。

屈踝活动,15~20 次。如果膝不能完全伸直,也可利用沙袋的压力慢慢恢复膝关节的活动度。

以上练习第 1 次 1 组,第 2 次 2 组,第 3 次 3 组。当膝主动屈曲达 90°而无肿痛时可增加。否则不再增加。

拉长股四头肌和腘绳肌的练习。

功率自行车练习:开始 2~4km,抗阻力的大小因人而异。

以上每组每日 2~3 次,目的不仅是关节的功能恢复,而且要注意力量的恢复。当然首先要膝关节伸屈不痛,而且可以完全伸直,然后才是增加力量。

4)后期康复:关节伸屈不痛,范围正常,肌力已恢复 25%左右。这时可开始下面的练习:

屈膝练习 15~25 次。

向心、离心负重练习:垂膝坐床边,伸膝停 2s,4s 内缓缓放下,停 2s 再重复。

自行车练习,高阻高速骑行 5km。

跑步、跑坡或在活动跑道上跑。增加距离及速度。

此期的特点是治疗手段少,恢复运动的内容增多,但仍包括抗阻、速度及关节活动范围的练习。如果反应不良可改为等张练习或直抬腿练习。

5)终期康复:肌力恢复到 90%,训练方法同上,增加训练强度,可以参加比赛项目的训练。

(2)膝关节急性侧副韧带损伤的康复原则:如为扭伤,冰敷加压包扎,伤后 1～2d 即可在支具的保护下开始练习。如为部分断裂应用石膏或支具固定 4 周。如为完全断裂,应立即在手术缝补后以支具或石膏固定。

(3)交叉韧带修补与重建术后的康复:石膏托或支具固定 4～6 周。术后即开始做股四头肌的抽动练习,每日 2 次,每组 30 次。数日后做直抬腿练习,并逐渐增加负重并抗阻力。在固定期间由于棉垫及支具有一定的弹性,膝有 15°的伸屈活动范围,有利于防止因关节固定带来的肌肉萎缩与关节僵直。切忌使用贴皮长腿石膏管型固定,以免膝关节僵直。

(4)陈旧性膝关节韧带断裂非手术治疗的康复训练:膝交叉韧带陈旧性断裂的康复训练主要是加强膝关节伸屈肌肉力量的练习,使松弛的关节保持稳定。膝侧副韧带松弛可加强股四头肌力量通过髌骨使膝关节稳定。ACL 断裂应加强腘绳肌的力量;PCL 断裂应加强股四头肌的力量练习。比赛或运动训练时需用粘膏支持带或特制的 ACL 支具保护。

2.踝韧带损伤的康复

伤后首先应区分是完全断裂还是部分断裂。诊断的方法是:踝前抽屉试验,主要为了诊断距腓前韧带和距胫前韧带是否全断裂。距骨向前错动 5～6cm,多说明为全断裂。距上关节应力内外翻,并照正位像。距上关节隙倾斜角超过 5%说明距腓或距胫韧带断裂。以上韧带的断裂常常是几个韧带的同时断裂。双踝挤压足背伸直痛,多说明有断裂的韧带嵌在关节隙内。

踝韧带扭伤局部压迫止血,伤后 1～2d 即可用粘膏支持带保护,开始练习慢跑等一般活动,7～10d 即可训练。

(1)踝韧带全断裂的康复:不论手术与否都需用石膏靴固定,并加附橡皮后跟,7～10d 开始着石膏靴下地行走,可以防止关节僵直和肌肉萎缩。4～6 周除去石膏,做恢复踝关节活动范围的练习,加强踝两侧的肌肉力量,做保护踝关节稳定的练习(借助斜坡进行踝韧带的训练,如内翻训练、外翻训练、背屈训练),及恢复本体觉的练习。站位蹲起、提踵及前足高站提踵是不可缺少的康复运动方法,斜坡上行走及上肢或下肢支撑金鸡独立平衡训练,可根据恢复情况适当进行。一般 2～3 个月可参加正规训练。

(2)陈旧性踝韧带断裂合并踝关节不稳的康复:练习时必须以粘膏支持带保护踝关节。应特别注意提踵及屈踝的力量练习。较轻的病例多能保持正常的训练。较重及反复扭伤的病例即为踝关节不稳,多需将松弛的韧带紧缩或重建,康复的原则与韧带完全断裂相同。

3.肘关节尺侧韧带损伤的康复

肘关节尺侧韧带损伤在标枪运动员主要是投枪出手时,肘的外展损伤。处理方法:可的松封闭;尺侧副韧带粘膏支持带保护;加强屈指屈腕肌肉力量和前臂旋前力量的练习;改进枪的出手动作,正确的出手动作是前臂旋前出枪。

(1)尺侧副韧带完全断裂的康复:这是一种常见的体操运动员摔倒时的前臂支撑伤。伤后肘被动外展时有肘内侧开口感。伤后初期处理是冰敷;棉花夹板及石膏托将肘压迫包扎伸直位固定 3～4 周。固定期间做握拳练习以改善肘部的血液循环,加强其内外侧肌肉的力量。去石膏固定后,首先是恢复肘活动范围的练习:患者主动伸肘练习,被动地或抗阻伸肘加被动地屈肘。训练中如肘部发热应用化骨的中药外敷以防止肘的关节骨化。应绝对防止强迫被动推拿。一般 4～6 周可恢复正常训练。

（2）肘尺侧韧带加肌肉断裂（指腕屈肌及旋前圆肌）的康复：此伤多见于体操运动员，是摔倒时的前臂支撑伤，重者有肘关节后外侧脱位合并桡骨小头骨折。检查时命患者用力握拳再被动做肘的外展试验，仍有肘内侧开口感的即属此伤。其处理应手术修补加骨折复位。术后的康复原则与前者相同。

三、软骨损伤的康复训练

非负重关节和负重关节非负重区的软骨损伤，摘除游离片，切口愈合即可负重。如肱骨小头的骨软骨骨折，股骨远端脂肪垫区骨软骨骨折等。关节负重区的骨软骨骨折无错位或复位后固定4～6周，做周围肌肉等长练习及邻近关节活动，有利于营养物质和液体通过滑膜孔在关节内交换，改善关节软骨修复的质量。去除固定后做关节活动练习，适宜的关节运动与应力可促进关节内滑液的循环，减轻滑膜炎症，有利于滑液进入关节软骨，改善软骨营养，同时可保持一定的关节活动能力，防止关节僵硬。肌力练习可预防和治疗肌肉萎缩，增强关节的稳定性，防止关节面承受不恰当的应力而导致关节软骨的进一步损害。

四、骨折损伤的康复训练

骨折经过手术复位、固定，往往引起不同程度的关节功能障碍和失用性肌肉萎缩，制动的时间越长越明显。因此，康复训练正确与否对功能恢复有重要的影响。

（一）非手术治疗的康复训练

非手术外固定情况下骨折的康复训练，根据骨折愈合的不同时期，可将骨折康复分为3个阶段。

第一阶段：伤后1～2周。此期骨折已经进行了适当的手法或牵引复位，并已实施了相应的外固定措施，受伤局部肿胀逐渐消退，骨折端血肿逐渐吸收。肿胀和血肿吸收的过程也正是纤维瘢痕和粘连形成的过程。同时，肢体的消肿也会影响外固定的可靠性，容易导致骨折的再移位，需要及时更换外固定，必要时还需要进行再次复位。这一期康复训练的措施主要有抬高患肢、冰敷、骨折远端的向心性按摩和主动活动。主动活动是极其重要的康复治疗措施，一般可采用被固定区域肌肉的等长收缩活动，即肌肉收缩不会引起肢体的运动，骨折部位的上、下关节应固定不动。肌肉收缩应有节奏地缓慢进行，可从轻度收缩开始，无痛时逐渐增加用力程度，直至最大力量收缩，每次收缩持续数秒钟，然后放松，再重复训练，每小时可训练5～10min。有些患者在刚开始锻炼时，难以掌握练习动作，可以先在健侧肢体进行试练，待熟练后在健侧的帮助下对患侧进行训练。主动活动的具体动作，根据骨折部位而异，上肢骨折可做握拳、伸指和提肩举臂动作，但不能进行前臂的旋转活动，并且需同时保持腕关节和肘关节不动；当手部骨折被固定时，必须加强手掌和手指各关节的屈伸活动，并做两手虎口的对撑动作，以防虎口挛缩；股骨骨折只进行股四头肌的舒缩和踝关节的跖屈背伸活动，髋关节和膝关节保持不动；脊柱屈曲型骨折，可进行头、双肘和两足五点支撑的过伸活动。

第二阶段：伤后2周至骨折临床愈合（伤后2～3个月）。此期局部肿胀已经消退，疼痛消失，软组织的损伤已逐步趋于修复，骨折端日趋稳定，而外固定仍未拆除。这一期康复训练方式除继续进行患肢肌肉的等长收缩和未固定关节的伸屈活动外，可逐步开始骨折局部上、下关节的石膏内活动，以及与骨折移位相反方向的活动，并可编制体操开始体育疗法。上肢骨折如全身情况许可，原则上不应卧床；下肢骨折必须卧床休息时，应尽量缩短卧床时间。卧床期间应加强护理，并练习床上保健操，以防止全身性并发症的发生。另外，也可用红外线或各种透热疗法促进消肿；用断续直流电或中频电流刺激预防肌萎缩等。

第三阶段：从骨折临床愈合到骨痂改造塑形完毕，一般从伤后 2~3 个月到 1 年以上。此期骨折端已稳定，能耐受一定的应力，外固定已拆除，患肢的肌肉和关节得以进行更大范围的训练。训练方式以抗阻活动和加强关节活动范围为主，再加上肌力恢复训练，其中运动疗法是最重要的方法，辅以适当的理疗，也可装配支具、扶拐、手杖、轮椅等作为必要的功能替代。上肢骨折辅以力所能及的轻微工作；下肢骨折训练弃拐步行；屈曲型脊柱骨折可下床直立，双臂在腰部反抱，做挺胸伸腰活动。训练中所加阻力不宜过大，以免造成损伤，以患者健肢供给阻力为佳，因易于掌握阻力大小，且简便易行。为增大关节活动范围以主动活动为主，必要时可辅以适当的被动活动。此期主要的练习内容如下。

1. 关节活动度练习

恢复伤区关节的活动度通常是患者的首要要求。长骨干骨折经石膏固定邻近关节后，所导致的关节活动度障碍一般程度较轻，经过主动、助力及被动运动练习，可以逐步消除。关节内骨折经长期的石膏固定后会有关节挛缩粘连，可做关节功能牵引，特别是加热牵引。关节活动度练习前做适当的热疗也可增强练习的效果。疗效进步不明显时需考虑改进治疗方法。练习至一定程度如出现进步停顿时，应根据实际功能恢复程度采取相应对策，如对日常生活及工作无明显妨碍，可结束康复疗程；如仍有明显影响，则应考虑施行关节松解术；然后开始术后早期关节活动度练习，以防再次粘连。有时可在麻醉下使用手法松解关节，但有很大的风险，一般需由有经验的医生施行，以防造成骨折或神经损伤。

2. 肌力训练

当不伴有周围神经损伤或特别严重的肌肉损伤时，骨折伤区的肌力常在 3 级以上，可按渐进抗阻练习原则进行。等张、等速练习的运动幅度应随关节活动度的恢复而加大。受累的肌肉应按关节运动方向依次进行练习，至肌力与健侧相近或相等时为止。肌力的恢复为运动功能的恢复准备了必要条件，同时也增强了关节的稳定性，防止关节继发退行性变，这对下肢负重关节尤为重要。

3. 平衡及协调功能练习

多发骨折和复杂骨折长期固定后受累肌肉范围较广，老年人的平衡力和协调能力本来就比较差，此时应特别加强这方面的训练，以降低再次摔跤的可能性。平衡训练包含以下内容：坐位俯仰训练、坐位转侧训练、站位转侧训练、双手撑跪立训练、双膝跪立一手支撑、单膝跪立一手支撑、跪稳训练、跪行平衡训练、借助横杆的单腿直立平衡训练、扶助下的行走训练、躯体旋转训练和借助横杆行走训练。

(二)手术治疗后的康复分期及训练

由于内固定手术的广泛开展，骨折康复治疗分期的时间尺度已经与传统观念有了实质的区别，主要体现在能否进行功能训练。笼统而言，手术能使功能训练的时间进度提早 1~2 个月，这关键的 1~2 个月时间极大地减少了骨折后并发症的发生，使现代骨折治疗的功能预后发生了质的飞跃。

(1)手术治疗骨折如能达到足够稳固的内固定，术后无需额外的外固定措施，可以明显地加快康复进程。

第一阶段：一般在术后第 1 周内进行。

1)抬高患肢,被动活动未被固定的关节。

2)肌肉等长收缩训练,并辅以其他的消肿措施。

第二阶段:术后第4周内进行,此期外固定去除。

1)逐渐进行患肢肌力锻炼,进行助力运动和抗阻力运动。

2)不稳定性骨折的患者从第4周开始主动及辅助功能锻炼,可防止肌肉萎缩并促进骨折周围肌力的恢复。

3)受累关节进行各轴位的主动、被动活动,例如应用握力器锻炼掌指关节及手前臂肌肉;平卧位起坐或直腿抬高练习屈髋肌群。

第三阶段:骨折已愈合,开始下肢的部分负重行走和上肢的应力动作训练,为早日重返社会生活做准备。

1)通过摆动练习、受累关节轴位运动、肢体重力作用与肌力协同作用运动关节。

2)通过抗阻力运动以增强肌肉力量,恢复肌肉功能。

3)通过健肢助力、器材自助运动或关节功能牵引活动关节。

(2)有许多其他骨折的情况,即使内固定足够稳固,也不允许肢体的早期负重。例如,关节内骨折、骨盆骨折和脊柱骨折,这些累及骨松质的骨折是无法通过手术内固定"立即"恢复其生物力学性能的,必须等待骨折愈合后,才能开始肢体的负重和负荷动作。从康复的时间尺度上,手术与非手术治疗并没有明显的不同。但是,手术治疗的意义不仅在于使骨折在解剖位置愈合,而且在于以内固定取代外固定所带来的一系列优势。手术后如能够不用石膏外固定,首先带来了护理上的方便。

第一阶段:康复的时间可缩短至1周左右,主要进行肌肉的等长收缩练习和采用消肿措施。术后2~3d即可开始连续被动治疗,可获良好的效果。

第二阶段:康复仍需2~3个月,至骨折临床愈合为止。此期禁止患肢的负重和应力动作,康复的主要任务是在术后第2周时使关节活动恢复到接近正常,并在以后的时间中维持这一活动度,同时进行肌肉的等长和等张练习,防止肌肉萎缩。

第三阶段:骨折达到临床愈合后,显然只要前两个阶段做得好,本阶段只需进行短期的负荷恢复训练即可重返社会生活。

五、末端病的康复训练

(一)末端病的定义

末端病是指肌腱或韧带止点部因劳损而引起的组织变性改变,是国内外学者研究的重要课题。在运动训练过程中经常发生的末端病多属于运动技术伤,如网球肘、跟腱止点末端病、股四头肌腱末端病等。

(二)末端病产生的机制

1. 韧带止点的正常结构及解剖分型

肌腱及韧带止点的正常结构由波浪状的腱纤维、纤维软骨层、潮线、钙化软骨层和骨5个不同的组织按顺序连接,这种结构的连接方式,保证腱止点的加固,即所谓"腱止装置"或"末端装置"。其附属结构有腱围、滑囊、滑膜、脂肪垫及止点下软骨或软骨垫等。腱止点根据其附属结构的不同可分为3种类型。

(1)滑车型:如肩袖及跟腱的止点,其下都有球形关节软骨面,它有如滑车增加力矩并减小局部摩擦的作用。

(2)牵拉型:如足跖腱膜在跟骨上的止点,其主要作用是缓冲牵拉应力。

(3)牵拉屈曲型:如髌腱止点,其下有一特殊软骨垫结构,止于髌骨的下极,具有防止膝屈曲时髌腱止点折屈受伤的作用。

2.腱及韧带止点的功能

腱及韧带止点的主要功能是将肌肉收缩所产生的应力通过止点传递到骨骼上,继而产生运动。根据 William 力学公式推算,跳跃时髌腱止点髌尖部受到的牵拉应力,可高达体重的2～5倍。腱止点的作用很像是缓冲器,这是因为波浪状的胶原纤维和弹力纤维在受牵拉时被拉直,如弹簧似的起缓冲作用;纤维软骨带的软骨细胞的胞囊在牵拉时由圆形变成梭形;纤维软骨带的基质中含有胺基多糖,它是一种胶性物质,好像电话线接头处的橡胶管,有防止电线被拉断的作用;腱纤维穿过钙化层进入骨组织(称为 Sharpey 纤维),其纤维像树根样向周围斜形插入骨组织,因而可以大大减少拉应力;腱下的关节软骨,在腱受牵拉时可受压变薄;舌状软骨垫也有减少折屈应力的作用。因此,使牵拉力的拉速度逐渐降低,拉力合理地分散到各组纤维的着力点上,以避免受伤。

3.临床病理

末端病的病理改变较复杂。以髌腱腱周炎髌尖型末端病为例,伤部腱与腱周组织变黄失泽,有血管侵入。较轻的病例镜下显示腱的波浪状纤维排列消失,较重的病例出现玻璃样变、纤维变及截断变,可有血管及脂肪组织侵入腱内,个别病例腱内出现软骨岛或骨岛,或血管周围有小圆细胞浸润。腱围组织水肿、血管怒张,或毛细血管动脉化及硬化,腱周组织与腱紧密粘连。纤维软骨层有血管侵入,有的出现软骨团,细胞性质似改变成透明软骨。钙化软骨层出现潮线增厚不规则,个别病例出现镜下撕脱骨折。骨组织可发生髓腔纤维变,有的甚至髓腔开放,开口进入钙化软骨层。

4.末端病的病因学

末端病的病因学是国内外学者深入研究的课题之一。动物实验表明,局部血液循环障碍,牵拉和关节外伤都可以引起末端病。至于腱内出现软骨岛、骨岛,脂肪组织异位骨化,可能与外伤引起局部细胞因子或生长因子的增多有关。因此,在预防与治疗末端病时除了应合理安排运动量与运动强度外,还应充分重视局部出现各种细胞因子及生长因子。有实验证明,腱内注入丹参、可的松或透明质酸酶,都易发生腱疾病,出现类似末端病的改变,这一点应引起临床重视。

(三)常见末端病的康复训练

1.髂腰肌小粗隆末端病

为了达到加速治疗和预防再损伤的目的,需进行腰背部的康复训练。许多学者强调通过康复训练可以增强背肌、腹肌和骨盆的力量,改善下腰部和躯干部的柔韧性。腰背肌练习取俯卧位,做"两头起"动作的练习,上体和小腿同时做背伸;也可做"一头起"练习,助手扶住双小腿,伤者两手抱头做上体抬起的背伸,或只做双腿抬起的背伸练习。腹肌练习有仰卧起坐练习、半坐位腹肌练习等。骨盆肌练习有屈膝做下肢内收抗阻练习,抬高臀部练习等。背部柔韧性练习取仰卧位,两上肢伸直,两下肢及臀部抬起,向头部屈曲和伸直,以背部支撑维持20～30s;以肩部支撑,两下肢伸直,维持 20～30s。腰大肌牵伸练习应仰卧桌边,一侧屈膝,另一侧落下做牵伸。

2. 髌尖末端病

进行等长收缩练习和有限的膝活动范围的运动,避免做引起疼痛的关节全范围活动。有时完全伸直膝关节做股四头肌等长运动可引起疼痛,此时可使膝微屈,腘窝下放置小枕垫后再做速度较慢的等长收缩练习。较轻的患者可做半屈膝位静蹲练习,取无疼痛的半蹲位静蹲,从2~3min开始,逐渐增加静蹲时间。经过2周静蹲练习后,可增加到每次10~15min,每日1~2次。此外,还可进行等张练习与等速练习,在等张练习时应进行渐进抗阻练习。经皮电刺激神经的应用可减轻疼痛。

3. 股四头肌腱末端病

主要是加强股四头肌力量及针对性练习。在练习时,应防止发生疼痛,因引起疼痛加重的训练不能达到增进肌力的效果。练习方法有多角度的等长、限幅等张、限幅等速练习等,在引起疼痛的角度以上,逐渐加大下蹲角度,则可逐渐适应直至疼痛消失。

4. 跟腱止点末端病

急性期可进行冰敷或冷敷、弹性绷带加压包扎、抬高患肢。冰敷后进行踝关节运动,做跟腱牵伸运动,每次运动时间逐步延长,从5~20min,当疼痛、肿胀明显时,康复训练后需更换绷带或保护带。进行腓骨长短肌、足底肌和跟腱的牵拉练习,在斜板上进行平衡练习,逐渐过渡到原地跑、直线慢跑,跳绳练习直至短跑练习、向后跑练习、侧跳及专项运动练习等。若以上功能测试均能完成,运动员可重返赛场,在运动结束后应立即重新检查并做治疗。

5. 网球肘

肌腱损伤修复术后需局部固定3~4周,以待肌腱愈合。在此期间一般都有肌腱周围粘连形成,造成远端肢体的活动障碍。数十年来,国内外对防止肌腱粘连进行了大量研究。一般认为术后早期,必须避免引起被修复肌腱张力增加的主动及被动运动,但应尽早恢复与被修复肌腱无关的运动。术后3~4周肌腱愈合后,应着重进行恢复肌腱活动度的练习。增加肌腱活动度练习,常需与理疗结合进行。

六、神经损伤的康复训练

神经损伤是运动性创伤常见的并发症之一,分为中枢神经损伤和周围神经损伤。中枢神经损伤主要是脑和脊髓的损伤,损伤程度较为严重,恢复起来比较慢,康复训练效果不是很明显;周围神经损伤主要是四肢主干神经的损伤,康复训练恢复功能效果比较明显。下面分别论述中枢神经损伤和周围神经损伤的康复训练方法。

(一)中枢神经损伤的康复训练

1. 中风偏瘫的康复训练

对偏瘫患者康复训练运动再学习法和易化技术方法(神经发育法)介绍如下。

(1)运动再学习法:是按运动学习理论提出的治疗方法,它主要应用运动科学、生物力学、神经生理及行为科学等分析运动障碍的问题和训练过程,按照科学的运动学习方法对患者进行再训练,以恢复其运动功能,对偏瘫患者来说,是一个运动再学习的过程。其治疗步骤与方法由7个部分组成,包括日常生活中的基本运动功能,即上肢功能、口面部功能、从仰卧位到床边坐起、坐位平衡、站起与坐下、站立平衡、步行等。

(2)易化技术方法(神经发育法):是依据人体中枢神经正常生理及发育过程,即由头到脚、由近端到远端的发育过程,运用诱导或抑制的方法,使患者逐步学会如何以正常方式去完成日常生活动作的一类康复治疗手法。也就是对于偏瘫患者的训练可依儿童动作发展顺序,自翻身、坐、爬、跪,再到站、走路这一过程,是一个循序渐进的过程。

在临床上有 Bobath 疗法、Brunnstrom 方法、神经肌肉本体感觉易化技术(PNF)方法、Rood 方法。

Bobath 的训练方法是:对训练中出现的病理性反射及运动模式加以抑制,先从头、躯干的控制能力出发,之后再针对与躯干相连的近端关节(肩关节,髋关节)进行训练。在近端关节具备了一定的运动和控制能力以后,再着重远端关节(肘、腕关节,膝、踝关节)的训练。

Brunnstrom 在治疗方法上,不像 Bobath 方法那样着重抑制异常反射和异常动作的出现,而是主张在运动功能恢复的最初阶段,强调患侧肢体的可动性。也就是说,要诱导患者利用和控制这些异常的模式以获得一些运动反应,之后,随着时间的推移,运动功能恢复阶段的递增,共同运动的动作能够较随意和自由地进行后,再训练患者摆脱共同运动模式,逐步完成向分离运动动作过渡的过程。

2.脊髓损伤的康复训练

脊髓的损伤主要通过悬挂减重训练来使脊髓康复。悬挂减重训练是指通过器械悬吊的方式,部分减轻患者体重对下肢的负担,以帮助患者进行步行训练、平衡训练和日常生活活动训练等。

(1)适应证:主要适用于由于上运动神经元综合征导致的下肢神经瘫痪,康复目标是恢复独立或辅助步行能力的患者,包括脊髓损伤、脑血管意外和脑外伤后偏瘫、Parkinson 综合征、外周性下肢瘫痪、多发性硬化症、脑瘫。也可试用于下肢骨关节炎和手术后、截肢的步行训练。从功能训练的角度可以用于协调和姿势控制障碍训练、步行训练、直立位作业训练、平衡训练、转移训练等。由于患者身体有减重吊带的保护,可以降低患者对跌倒的恐惧心理,从而有利于各种直立训练活动的早期进行。

(2)禁忌证:脊柱不稳定;下肢骨折未充分愈合或关节损伤处于不稳定阶段;患者不能主动配合;运动时诱发过度肌肉痉挛;体位性低血压;严重骨质疏松症;下肢主动收缩肌力小于2级,没有配置矫形器者应慎用,以免发生关节损伤。

(3)仪器设备:悬挂减重训练仪有多种,主要类型有:

1)悬吊杆升降控制,即悬吊杆可上下移动,而悬吊绳和固定带不动。

2)悬吊绳升降控制,即悬吊杆不动,而悬吊绳可上下移动。

上述两种模式都可以采用电动和手动的方式。悬吊臂有单臂和双臂两类。两种减重训练仪都可以配置测力装置,并显示各个状态时身体的重量。训练时可以根据患者的需要,采用地面行走或活动平板行走。悬吊带的着力点一般在腰部和会阴部,不宜在腋下或大腿。

(4)操作程序:常规操作:向患者说明悬挂减重训练的目的、过程和患者配合事项;检查悬挂减重仪电动或手动升降装置,确认处于正常状态。如果使用活动平板训练,必须使平板速度处于最慢(最好为静止状态);确定悬吊带无损伤,各个连接部件无松动或损伤;给患者佩戴悬吊带,注意所有连接部位牢靠;采用电动或手动方式,通过减重悬臂将患者的悬吊带上拉;让患者站在训练场地或活动平板上,保持身体稳定 2~3min,使患者适应直立体位;开启平板活动开关或从患者站立的地面,以患者主动或辅助的方式向前迈步;活动平板的速度逐步加快到患者可以适应的最快节奏;准备好坐椅或轮椅,逐步降低悬吊带,让患者坐下,解除悬吊带;关机,让患者休息3~5min,完成治疗过程。

常用治疗方案:减重程度,一般为0~40%体重;训练时间,每次30~60min,每次治疗分为3~4节,每节时间不超过15min,各节之间适当休息。严重患者每节时间可以缩短到3min,休息5min;训练频率,门诊治疗1~2次/周,住院3~4次/周;疗程为8~12周。

减重日常生活活动训练、平衡训练、转移训练等的基本方式同上。

(5)注意事项:悬吊固定带要适当,不能诱发患者痉挛。也要注意避免局部过分压力而导致压疮。男性患者特别注意吊带不能压迫睾丸。悬吊重量不能落在腋下,以免造成臂丛神经损伤。吊带一般也不宜固定在大腿,以免影响步态;减重程度要适当,一般减重不超过体重的40%。过度减重将导致身体摆动幅度增大,下肢本体感觉反馈传入减少;而减重不足将导致患者步行困难。悬吊装置必须可靠,避免吊带松动或滑脱而导致患者跌倒。训练过程中必须有医务人员在场进行指导和保护。避免活动平板起始速度过快或加速过快造成危险。步行时患者可以佩戴矫形器。

(二)周围神经损伤的康复训练

周围神经损伤主要是由于运动性创伤引起的四肢骨折或关节错位压迫神经,导致的神经功能减弱或丧失。一般在骨折或关节错位,复位压迫解除后,通过一定的康复训练,神经的功能会部分或全部恢复。周围神经损伤的康复训练分为徒手训练、借助器械训练、医生协助训练。

1.徒手康复训练

在患者下床前可以通过主动或被动的肌肉收缩锻炼以营养相应的神经。下床后可以通过行走,打太极拳、练气功、导引等中医养生保健的功法,使相应的神经得到营养和锻炼,促进其功能的恢复。

2.借助器械训练

卧床或已下床活动的患者都可以借助于一定的器械达到功能锻炼的目的。卧床患者可以通过康复床上的吊环锻炼四肢的肌肉,已下床活动的患者可以使用相应的肌肉功能锻炼器械来恢复神经和肌肉的功能。

3.医生协助训练

对于已下床活动或尚未下床的患者,医生都可以通过针灸、推拿、理疗的方法帮助患者恢复肌肉和神经的功能。

第四章 运动损伤的预防方法

第一节 热身运动

热身运动又称准备运动,前者因生理反应而得名,后者则属一般性概念。热身运动,是某些全身活动的组合,好的热身运动可以起到很好的帮助作用。

在主要身体活动之前,以较轻的活动量,先行活动肢体,为随后更为强烈的身体活动做准备,目的在于提高随后激烈运动的效率,加强激烈运动的安全性,同时满足人体在生理和心理上的需要。锻炼之前,人体的机能和工作效率不可能在一开始就达到最高水平,因而需要通过热身调整运动状态。

一、简介

热身运动是任何运动训练的重要组成部分,热身的重要性在于可以避免运动损伤的发生,降低损伤的风险系数。一个有效的热身包含很多重要的元素,这些组成元素共同作用才使得运动的损伤风险降到最低。热身是身体活动之前进行的运动,有很多的益处,热身的首要作用是让身心做好准备接受艰苦的训练。帮助身体增加核心温度、肌肉温度,肌肉温度的增加可以使肌肉更松弛、更灵活。有效的热身可以增加心率和呼吸的深度与频率。增加血液流量和血液氧气及血中营养供给肌肉,这些帮助肌肉的肌腱与关节接受更多的艰苦训练。

热身是简单和轻松动作开始,循序渐进地让身体接受更高强度的训练,促进身体和心理到达巅峰状态,尽可能使身体遭遇运动损伤的风险降到最大限度,因此每个运动的人都应该把热身纳入自己实行目标的一个重要部分。一份完整的热身活动应该包括:一般热身;静止的肌肉拉伸;专项运动热身和动态的肌肉拉伸。这 4 个部分都是重要的,其中任何一个部分都不可以忽略。4 个部分联合作用给身体和心理积极影响,从而使运动员的身体加入巅峰状态。

二、功效

(一)一般热身

是指一般轻松的身体活动,包括运动的强度与一定的时间,根据身体的健康水平和运动竞技的状态来确定。评估的情况是一般人群运动 5~10min 的时间,身体微微出汗。目的是简单地促进心率提高,刺激呼吸频率,增加血流量和帮助运送氧料和营养物质给肌肉,同时帮助提高肌肉的温度。

(二)静止的肌肉拉伸

是安全有效的肌肉基础拉伸活动,可有效降低损伤风险,提高肌肉全面的灵活性,主要对运动时需要的大肌肉群进行拉伸,这个部分的活动需要耗时 5~10min。静止的肌肉拉伸是将肌肉放置于紧张的状态,持续一段时间。主动与被动的肌肉群经过拉伸后获得放松,缓慢而谨慎地调动身体肌肉群的紧张度,方法是让肌肉与肌腱的长度被拉长。静止的肌肉拉伸很重要,它使关节活动范围增加,这对预防肌肉与肌腱损伤是很重要的措施。上述的两个部分是热身活动的基础,可以让身体充分有效地动员起来。正确的完成这两个热身活动是后面两个部分的准备阶段。

(三)专项运动热身

此项运动是为运动员参与他(她)自己的运动专项所需要的需求而进行的热身活动,热身活动反映出专项特点活动的动作与专项项目符合。

(四)动态的肌肉活动

是热身活动的最后一个步骤,如果这个阶段使用肌肉的动态拉伸不当,会导致肌肉的损伤风险增加。因此,这个阶段的热身应该在有资质、有经验的教练员和指导员的监督下进行。动态的肌肉拉伸适合有训练经验的运动人员使用,该方法让肌肉有灵活性和适宜专项的要求。这种动态的肌肉拉伸包括控制软组织的平衡,通过摆动活动来扩大关节的活动范围,活动的力度是循序渐进增加,而不是激进和无控制的力量。作为热身活动的最后一个阶段对于参与专项的运动员而言是很重要的。最后的活动是使运动员的身心达到最佳状态,身体做好准备接受艰苦的运动训练。肌肉拉伸是改善运动员能力和表现的有效方法,也是避免损伤风险和对受伤的肌肉进行康复的有效措施。

三、生理效果

从生理学的角度看,热身运动的效果如下:

(1)热身运动可增加肌肉收缩时的速度和力量。

(2)热身运动可改善肌肉协调能力。

(3)热身运动可预防或减少肌肉、肌腱及韧带的伤害。

(4)在耐力性运动项目,热身运动可以加速"再生气"的出现。

(5)热身运动可以改善肌肉的黏滞性。

(6)使血红蛋白和肌蛋白结合和释放氧的能力增强。

(7)改善代谢过程。

(8)减少血管壁阻力。

(9)神经感觉受纳器的敏感度和神经传导速度可因体温适当提升而获得改善。

(10)体温上升可以刺激血管扩张,使活动部位的局部血流增加;血液的流速和流量随肌肉温度上升而增加,能源的供输和代谢物的排除因而改善。

四、预防运动损伤

冰冷的肌肉中,肌血流不佳,但经热身运动后,肌血流增加,可改善肌肉黏滞性及关节活动范围,进而肌腱、韧带和其他结缔组织的伸展性也随之提升,这对一些特别需要关节活动的项目至为重要。热身运动后,因体温升高,可改善身体的柔软性。伸展运动应在热身运动后实施,以获得最佳效果,因为在体温相当低的情况下,结缔组织一旦过度伸展,极可能发生伤害。在合宜的时机实施伸展运动,可减少因肌肉伸展而引起的伤害。

五、适当强度

热身运动的强度和持续时间必须因个人体能情况而异,也必须因项目的不同而有所调整。一个优秀的运动员,体温调节系统的反应效率较佳,因此这些人需要时间较长、较激烈的热身运动,才能达到热身的效果。但是热身的强度太强可能反而因过度疲劳以致弄巧成拙。在寒冬时热身运动应增加,而且为了维持上升的体温,必须依赖衣物保温。相反的在夏天里或长距离项目,太多的"热身"效果,可能因直肠温度过度上升会影响运动能力,反而得不偿失。根据研究结果,直肠温度上升 2℃,似乎即可达热身效果。但在运动场上不易检视直肠温度,所以我们应用其他的方式来衡量。一般来说,身体微微出汗,便可以结束热身运动,也可用心搏次数作为热身运动结束的标准(比安静时心搏增加 60~80 次/分)。大致上热身运动进行的时间在 10~40min,依据年龄、竞技或非竞技、运动项目、个人体质差异、季节及气温不同,热身运动所需的时间也会不同。

总之,热身运动是我们做任何运动之前必须注意的一个重要步骤,至于选择何种方式的热身运动会因人、项目不同而有所差异。一般说来,热身运动方式以选择该项目相近的运动为佳,至于要选择何种方式也因个人的喜好而有所不同,如慢跑、舞蹈、球类及其他特殊的方式。但不要忘记,要先暖身再做伸展操,最后再做些与运动项目相关的活动,如冲刺、跨栏、试掷及其他相关项目的活动。如此才能快快乐乐、平平安安地运动。

六、热身作用

(1)提高肌肉温度和体温,保证运动安全性。
(2)增加血流量,加快氧气的扩散,增加肌肉供氧。
(3)使物质代谢和能量释放过程加强,加速燃脂。
(4)提高神经系统的兴奋性,提升运动效果。
(5)调节心理状态,快速投入运动。

七、热身时间

热身应占运动总时间的 10%~20%。例如进行 1h 的有氧运动,热身时间应该在 6~12min 范围内。同时依据年龄、竞技或非竞技、运动项目、个人体质差异、季节及气温不同,热身运动所需的时间也会不同。一般来说,身体微微出汗,便可以结束热身运动,也可用心搏次数做为热身运动结束的标准。热身运动时的心率达到最大运动心率的 60%~70%即可。

八、热身内容

(1)热身时主要几处应该被拉伸的肌肉:大腿后部、大腿内侧、小腿、背部。

1)拉伸大腿后部肌肉:坐在地上,右腿在体前伸直,左腿弯曲,外侧贴近地面,与右腿组成三角形,背部挺直,从胯部开始前倾,双手抓住右脚脚尖,保持这个姿势 30s,手触脚尖时不允许有弹动式动作(触不到脚尖也没关系)。换腿做。每条腿拉伸 3~5 次。

2)拉伸大腿内侧肌肉——方法一:坐姿,双脚脚底在身前相互贴紧,膝盖向外撑并尽量靠近地面,双手抓住双脚踝,保持这个姿势,数 10 个数,放松,然后重复 3~5 次。

方法二:坐姿,双腿在体前伸直并分开,保持背部和膝盖部挺直,从胯部向前屈体,双手从腿内侧去抓住双腿的脚踝,保持这个姿势,感觉大腿内侧被拉紧,放松,然后重复 3~5 次。

3)拉伸小腿(后部)肌肉:俯身,用双臂和一条腿(伸直,脚尖着地)支撑身体,另一条腿屈于体前放松,身体重心集中于支撑脚的脚尖处,脚跟向后、向下用力,感觉到小腿后部肌肉被拉紧,保持紧张状态,数 10 个数,放松,重复 3 次,然后换另一条腿做 3 次。

4)拉伸背部肌肉:坐姿,双腿在体前贴紧伸直,上身前倾用手指去碰触脚尖,尽量让腹部及胸部靠近腿部,保持 20s,放松。然后重复 3~5 次。

(2)热身时需要活动的关节:肩关节、胯关节、膝关节、踝关节。

1)肩部环绕练习:直立,双脚分开与肩同宽,手臂自然下垂,腹部用力收紧,双肩利用肩背肌群力量向后环绕 10 次,再向前环绕 10 次。单肩左右交替向后环绕、向前环绕各 10 次。

2)摆胯及绕胯练习:直立,双腿分开略比肩宽,双腿微屈,手放在胯骨上。上身正直,利用腰胯力量使胯部左右摆动各 10 次,注意腹部收紧。然后顺时针逆时针环绕各 10 圈。

3)扭膝旋转练习:两腿并拢,屈膝半蹲,两手扶膝,轻轻转动膝部,可以先从左至右转动,再从右至左转动,各自转动或交替转动 10~15 次。

4)脚尖环绕练习:直立,抬起右脚离地 15cm 左右,脚跟固定脚尖画圈,顺时针逆时针各10 圈。而后换左脚。

第二节　运动的实施原则

一、FITT 原则

运动的目的是增强自我运动水平和促进自身健康。要获得良好的体育锻炼效果,就必须自觉地遵循体育锻炼的基本原则,并根据自己的爱好和身体状况,适当选择运动项目和运动方式,合理制定运动方案。目前世界上流行的体育锻炼原则是 FITT 原则,即运动频率、运动强度、运动时间和运动种类。

(1)运动频率(frequency):是指每星期进行身体锻炼的次数。锻炼的频率越高,热量的消耗量就越大;锻炼的频率越低,身体机能复原的时间便越长。为此,要想获得良好的体育锻炼效果,每星期至少应该进行 3~5 次体育锻炼。

(2)运动强度(intensity):是指身体机能所要承受超负荷的水平。运动超负荷越高,人体消耗的热量就越大。运动强度大小的控制,必须遵守循序渐进的原则,充分考虑自己的身体状况和适应能力。如进行有氧运动时,心率应该控制在最大心率的 60%~80%。

(3)运动时间(time):是指每次体育锻炼的持续时间,它与体能消耗是成正比的。因此,运动时间与运动频率、运动强度的不同组合,便会达到相同或不同的锻炼效果,如增加运动强度、减少运动频率和缩短运动时间的组合,或降低运动强度、增加运动频率和缩短运动时间的组合。为了提高人们的心肺功能,每天应持续进行 20~30min 的有氧运动,每星期应进行3~5次持续时间为 20~30min 的无氧运动。

(4)运动种类(type):是指不同的运动类型,可分为有氧运动、无氧运动和混合运动。有氧运动项目包括步行、远足、慢跑、跳绳、游泳、体操、骑自行车和划船等。进行有氧运动需持续 3min 或以上,可使大组肌肉及有氧能量系统进行韵律性运动。无氧运动是使无氧能量系统进行短暂的(3min 以下)爆发性运动,包括举重、短跑、投掷等,主要功能是训练肌力与肌耐力。

FITT 原则旨在引导大众科学地进行体育锻炼,并通过原则中的 4 个要素相互影响、相互制约,从而达到体育锻炼的最佳效果。

二、超负荷原则

超负荷原则是指在进行体育锻炼时,身体或特定的肌肉所受到的刺激强于不锻炼时或强于已适应的刺激强度。在进行体育锻炼时,只有遵循超负荷原则,身体健康素质才能在现有的基础上逐渐得到提高。

要提高有氧耐力水平,可以通过增加每周的练习次数、延长每次练习的持续时间和加大每次练习的强度来达到超负荷锻炼的目的。

发展肌肉力量练习的超负荷,可通过增加器械的重量、增加练习的次数或组数以及缩短每组练习的间歇时间来实现。

超负荷原则同样适用于发展关节和肌肉的柔韧性练习,可通过增加肌肉的拉伸长度、延长拉伸持续的时间和加大关节活动的幅度来实现。

虽然超负荷锻炼可以使身体健康素质逐渐得到提高,但这并不意味着每次必须练得筋疲力尽。事实上,即使不进行超负荷的练习,一般性的锻炼也能促进和保持身体健康素质水平,只不过需要花在锻炼上的时间更多,取得良好锻炼效果所用的时间更长而已。

三、持之以恒原则

锻炼身体要有连续性和系统性。只有经常参加体育锻炼,安排适合自己兴趣、爱好的运动项目,科学地制订健身计划,才能不断有效地增强体质。科学实验表明,不经常参加体育锻炼或中断体育锻炼的人,会使原有的身体机能、素质和运动技术水平明显下降。中断锻炼身体时间越长,下降越明显。

四、安全性原则

安全性原则是进行体育锻炼的前提和先决条件。安全性原则要求在体育锻炼的过程中始终注意保护自己,坚持安全第一。

其主要内容包括:

(1)不要盲目参加超过锻炼人员能力的活动,应该通过力所能及的体育活动来锻炼身体。

(2)在有条件的情况下,请体育教师或运动学专家根据锻炼人员体质健康状况开运动处方,它可以指导有目的、有计划地进行安全、科学的锻炼。

(3)每次锻炼前必须做好充分的准备活动,克服内脏器官的生理惰性,预防运动损伤的发生。

(4)饭后、饥饿或疲劳时应暂缓锻炼;疾病刚痊愈不宜进行较大强度的锻炼。

(5)对于不熟悉的水域,不要随便入水或潜水,以免发生意外。在公共游泳场所进行游泳时,要注意公共卫生,服从工作人员的管理。

(6)每次锻炼后,要注意做好整理、放松活动。这样有利于身体的恢复,以便迅速投入到学习和工作中去。

(7)在锻炼的过程中,不要大量饮水,以免加重心脏负担或引起身体及肠胃的不适反应。运动后,不宜即刻洗冷水澡。

(8)在制订或实施锻炼计划前,一定要经过体检和医生的认可。如果患有某种疾病或有家族遗传病史,需要找医生咨询,在有医务监督的情况下按照体育教师和医生的建议进行锻炼。

五、循序渐进原则

运动对增强体质、促进健康的作用是循序渐进、逐步提高的。该原则要求在进行体育锻炼或发展某种身体健康素质时应逐渐增加运动负荷。要想获得理想的锻炼效果，增加运动负荷就不宜太慢或太快。该原则是保持体育锻炼动机和欲望以及预防运动损伤的重要保证。

需要牢记的是保持良好的身体健康素质是一个持续不断而且需要终身追求的漫长过程。始终保持较强的运动欲望和对体育活动的喜爱是成功走完这一过程的关键因素，而你在学校期间身体健康素质所获得的持续进步和成功的心理体验对未来能完成这一漫长过程起着十分重要的作用。

六、环境监控原则

环境对体育锻炼的影响很大，加强环境监控对体育锻炼至关重要。实施环境监控原则，应做好以下 5 个方面的监控。

（一）对太阳射线的监控

在体育锻炼时皮肤过度暴露在强烈的阳光下对机体会产生很大的伤害。紫外线可使局部皮肤毛细血管扩张充血，破坏表皮细胞，导致皮肤发红、水肿，出现红斑；过量紫外线照射还可以引起光照性皮炎、眼炎、白内障、头痛、头晕、体温升高、精神异常等症状。此外，过强的紫外线照射还会诱发皮肤癌。

过强的紫外线照射对机体有害。它可使局部组织温度过高，甚至发生烧伤现象，当头部受到强烈阳光照射时，其中的红外线可使脑组织的温度上升，而引起全身功能失调。因此，要尽量避免在强烈的阳光下进行体育活动，同时还应选择在反射率低的场地进行锻炼。

（二）对热环境的监控

只有当体温恒定在 37℃ 时，机体才能维持正常的生理活动，超出这一范围过大就会对人体造成伤害。运动时，人体内产生的热量会大幅度增加，特别是剧烈运动时比平增加 100 倍以上。体内产生这么多的热量，如果蓄积在体内使体温升高，会引起一系列的功能失调，甚至休克，而热环境是不利于体内热量向外散发的。因此，在热环境中进行体育锻炼，必须采取防暑措施，否则就有患热辐射疾病的危险。

（三）对冷环境的监控

在寒冷的环境条件下进行锻炼可以提高人体对外界环境变化的适应能力和对疾病的抵抗能力。但是，冷环境下，肌肉的黏滞性增大、伸展性和弹性降低、工作能力下降，更容易引起运动损伤。为了避免冷环境给运动带来的不利影响，在运动前首先要做好准备活动并延长热身活动的时间，保证体温进一步地升高；其次，不要张大嘴巴呼吸，避免冷空气直接刺激喉咙而引起呼吸道感染、喉痛和咳嗽等；最后，注意对耳、手、足的保温，防止冻伤的发生。在运动时不要穿太厚的服装，以免在运动中出汗较多导致运动后感冒。运动后要及时穿好衣服保持身体温度。

（四）对湿度的监控

在气温适中时，空气的湿度对人体影响不大，而在高温或低温时，较大的湿度对人体十分不利。湿度越大，人体通过蒸发散热的途径将受到的阻碍越大，人体产热和散热的平衡将被打破,使机体的正常功能受到不良的影响。在一般情况下,适宜的湿度为 $40\%\sim60\%$,在气温过高或过低的情况下,空气湿度越低越好,当气温高于 25℃时,空气湿度以 30% 为宜。因此,在体育锻炼时一定要对环境进行适时地监控,将不利于健康的因素控制到最低点。

(五)对空气污染的监控

大气污染物的种类有 100 多种,其中对人类有较大威胁的有烟雾尘、硫化物、氧化物、卤化物和有机物等。大气中的污染物一般通过呼吸系统进入人体,也可以通过接触(皮肤、黏膜、结膜等)危害人体。大气中的臭氧和一氧化碳是影响体育锻炼效果的重要污染物,它们可导致胸腔发闷、咳嗽、头痛、眩晕及视力下降等,严重的还可导致支气管哮喘。在马路边跑步,空气中弥漫着由汽车排放的大量一氧化碳,会对锻炼者的健康造成严重的危害。因此,应避免到汽车流量大的马路边快走或跑步。因为空气中的可吸入颗粒物和雾中含有许多危害健康的物质,所以在遇到沙尘暴、可吸入颗粒物较多或大雾的天气时,应停止户外锻炼。

第三节　过度训练

一、过度训练概述

运动员长时间训练导致的身体疲劳和功能下降不能短时间内恢复,使其疲劳程度不断增加且运动成绩下降,这种训练称为过度训练。这主要是由生理和心理共同影响而导致的。然而,造成机体功能和运动成绩下降的原因现在仍然是不明确的。此外,过度训练主要发生在力量训练、无氧训练和有氧训练这 3 种训练模式上,由于不同的模式都会发生过度训练,因此造成这种现象的原因也非常复杂。

二、过度训练的主要表现

许多由过度训练引起的症状统称为过度训练综合征。客观上来说,它的表现为运动功能的损伤和运动成绩的下降。这些症状具有很强的个体特征,因此运动员、队医和教练员判断运动成绩的下降是否是由过度训练所引起的是很困难的。持续的训练并伴有运动成绩的下降通常为过度训练综合征的重要表现。过度训练综合征的主要表现有肌力、协调能力和运动能力下降的现象,并且经常感到疲劳。具体表现为:食欲下降,体重下降;睡眠质量下降;注意力不集中;易怒,坐立不安,易激动、焦虑;对平常感兴趣的事物缺乏激情。

生理功能的改变通常预示过度训练综合征的出现,导致过度训练综合征的因子经常包括复杂的心理和生理因素。

三、过度训练的生理机制

过度训练是继发于运动训练的应激反应,其生理机制尚不完全清楚。然而,关于神经、内分泌和免疫系统的一些异常反应已被证实与过度训练综合征有关。

(一)过度训练的自主神经反应

过度训练与自主神经系统的异常反应有联系。器官系统的生理改变常伴随运动成绩的下降。过度训练交感神经的反应表现为:①安静状态下心率增加、血压升高。②食欲下降,体重下降。③睡眠失调,情绪不稳。④基础代谢率升高。

研究发现,副交感神经更容易受到过度训练的影响,并且通常发生在耐力运动员身上,过度训练副交感神经的反应表现为:①疲劳提前发生。②安静状态下心率减慢。③运动后心率恢复加速。④安静血压下降。

一般认为,过度训练与运动强度和训练量有关,当二者中的某一项超过人体承受能力时,则会由于不同的训练压力产生不同的症状。一些与自主神经系统过度训练相关的症状可能存在于过度训练的运动员身上,但不能由于这个原因而认为这些症状的存在就一定是过度训练导致的。

(二)过度训练的激素反应

过度训练常常伴随有内分泌功能的变化。内分泌功能的失调常常是由于压力过大导致的。许多研究发现当运动负荷量增加时,血液中的睾酮水平下降,皮质醇含量增加,睾酮/皮质醇比值明显降低。过度训练的运动员血清尿素浓度通常较高,由于尿素是依靠蛋白质分解产生的,这表明此时蛋白质分解作用加强,这是过度训练使得运动员体重下降的原因。在较高强度的有氧训练或大负荷运动过程中,血液中肾上腺素和去甲肾上腺素水平升高。这两种激素可引起血液和心率增加,理论上可以用肾上腺素和去甲肾上腺素水平评价过度训练,但由于这些激素在运动中变化的复杂性和多因素性,因此,用这些指标研究过度训练尚有一定困难。

(三)免疫与过度训练

免疫系统提供了对抗细菌、寄生虫、病毒和肿瘤细胞入侵的防线。过度训练对免疫系统会产生严重的反作用。过度训练综合征的发生就有可能对免疫功能造成潜在的威胁。许多研究显示,过度训练抑制了正常的炎症反应,增加了运动员在过度训练可能受到感染的风险。研究显示,短暂的激烈运动会暂时降低免疫反应,但连续数天的适量运动则会增加免疫反应。

四、过度训练的诊断

(一)安静状态诊断

1.心率

安静状态下心率增加一直是诊断过度训练的重要指标之一。安静时或清晨起床前的基础心率连续两周持续性增加,应考虑过度训练的出现。但最近的研究对心率诊断过度训练提出质疑。安静及次最大强度运动时心率的升高不仅可以提示过度训练综合征前期的运动耐受力下降,也可能是由于感染性疾病或糖原耗竭所致。

最近,心率变异的测定技术开始应用于此领域研究,心率变异是指逐次心搏间期之间的微小差异。心脏窦房结自律活动通过交感神经和副交感神经双重调节。心率变异是评价心脏自主神经机能的指标。但目前采用心率变异诊断过度训练的研究较少,且结果也不一致。

2.情绪状态量表和自我状态量表

有学者认为,过度训练是一种心理生物现象,所以心理测试指标有时可能比生理指标更早和更有效地诊断过度训练。情绪不佳与主诉不适常常被认为是过度训练早期的敏感诊断指标,因此情绪状态量表和自我状态量表可用于诊断过度训练,其主要表现为自我行为能力下降、忧郁与沮丧、明显的肌肉酸痛和睡眠障碍等。

3.血液激素

(1)睾酮/皮质醇比值:睾酮有助于加速体内合成代谢,皮质醇可以加速分解代谢。两者的比值反映体内合成代谢和分解代谢是否处于平衡状态。比值高时合成代谢占优势，比值下降说明分解代谢占主要地位。当该比值降低超过 30％或小于 0.35×10^{-3} 时，则可诊断为过度疲劳。如果血清睾酮/皮质醇比值不变或升高，则表明机体的分解代谢没有超过合成代谢，运动员机能状况正常。由于运动员血睾酮、皮质醇水平受多种因素的影响，因此，不能仅凭血清睾酮/皮质醇比值一个指标来评价运动能力。在实际中使用睾酮/皮质醇比值还应结合其他反映过度训练的指标来共同判断运动员是否处于过度训练状态。

（2）儿茶酚胺：自主神经功能失调是过度训练的重要原因之一，过度训练运动员夜间尿液儿茶酚胺分泌量显著减少，而在恢复期又升高。尿液儿茶酚胺分泌量的下降是交感神经活动减弱的反应。有研究显示，训练过度的运动员安静时血浆去甲肾上腺素浓度明显降低。

4.血清酶的活性及代谢指标

血清肌酸激酶（CK）、乳酸脱氢酶（LDH）是反映肌肉能量生成的重要指标。血清肌酸激酶是骨骼肌细胞中能量代谢的关键酶之一。研究发现，高强度肌肉负荷后，肌肉酸痛与血清 CK 水平存在高度相关。血清 CK 活性的变化可作为评价肌肉承受刺激和骨骼肌微细损伤及其适应与恢复的敏感的生化指标。

血清 LDH 可作为评价骨骼肌承受负荷强度的一个指标。人体在大强度、长时间运动后，血清 LDH 显著增加。运动项目和运动方式对血清 LDH 的影响不同。冲击力较大的运动引起血清 LDH 增加更为显著。

（二）运动状态的诊断

1.运动负荷方式

力竭性功率自行车和跑台运动是评定运动员过度训练的理想运动负荷方式。在递增负荷运动测试中，最大运动能力或最大摄氧量减少是过度训练的典型表现，如果加上速度耐力或短时间的高强度耐力测试对诊断过度训练更为有效。

2.诊断指标

（1）血清乳酸：过度训练运动人员最大强度运动后血清乳酸浓度下降，这与最大运动能力的下降是一致的。值得注意的是，过度训练运动人员进行最大强度运动后，乳酸浓度轻度下降，从而使无氧阈值趋向增加。因此，无氧阈值降低不是过度训练的特征，而是训练安排不当。另外，单纯的糖原耗竭也可导致最大及次最大强度运动乳酸浓度降低，但个体无氧阈值和最大心率不受影响。

（2）心率：过度训练运动人员在运动过程中的最大心率有下降趋势。

（3）激素：多数过度训练运动人员在力竭运动后最大血浆游离肾上腺素和去甲肾上腺素水平下降。另外，在耐力和力量项目过度训练运动人员中也发现促肾上腺皮质激素、生长激素及皮质醇水平下降。而另一项研究表明，在 4 周的实验性大强度耐力训练后，虽然出现了最大强度运动血清皮质醇降低，但运动员并没有处于过度训练状态。因此，应用这些激素类指标诊断过度训练时还应结合运动成绩等其他指标来判断运动人员是否处于过度训练状态。

五、过度训练的防治

（一）运动人员机能评定

加强运动人员机能评定是预防过度训练的有效手段，对于诊断过度训练的有效指标要定期测定。如每天测定安静和运动后的心率；每周测定血清乳酸、血红蛋白；每月测定血睾酮和皮质醇,发现问题,及时解决。

(二)加强运动人员的自我监控

运动人员应该每天记录训练日记,这是自我预防过度训练的简易方法。训练日记的内容主要包括训练细节(强度、时间、负荷量等)、自我评价等级(疲劳、睡眠、兴奋性和不适感等)、压力或不愉快的原因以及伤病的发生等,也可使用情绪状态量表和自我状态量表等。

(三)科学安排训练

预防过度训练的最好方法是遵循科学的周期循环训练程序,尽管存在个体差异,但每个运动员,即使最优秀的运动员都有过度训练敏感期。因此,在训练周期中要科学地安排大、中、小运动负荷。一般来说,大强度训练1d或2d后,应跟随相同时间的较轻松的有氧训练。同样,1周或2周的大强度训练后应安排1周强度较小的运动训练作为调整。

尽管过度训练造成运动能力下降的原因尚不十分清楚,但可以肯定的是,在构成运动负荷的因素中,训练强度对过度训练产生的刺激作用比训练量要明显。

在大强度运动训练后,降低运动强度或采用中等强度运动调整数天,可以预防过度训练的发生。而完全休息3~5d或改为低强度训练,可以使早期过度训练运动人员很快恢复。

(四)合理营养补充

对于耐力性运动人员,如自行车、游泳和长跑项目运动员,连续大运动负荷训练可以造成肌肉糖原的递减,甚至出现肌糖原和肝糖原的储备耗竭,以致运动中肌纤维不能产生运动所需的足够能量,因此运动后应特别注意补充糖类。

速度耐力性运动人员,如中、短距离跑,短距离游泳等项目,运动后应及时补充碱性食物,以利于消除运动中由于无氧代谢产生的乳酸。

力量性运动人员,在运动后应该补充足够的蛋白质食品,以保证身体机能恢复和肌肉体积、力量的增加。

第四节　体能训练

体能是指人体通过先天遗传和后天训练获得的在形态结构、功能及其调节、物质能量贮存和转移等方面所具有的潜在能力以及与外界环境结合所表现出来的综合运动能力。其大小是由机体形态结构,系统器官的功能水平,物质能量贮存及基础代谢水平等条件决定的。运动素质是体能的主要外在表现形式,在运动时表现为力量、速度、耐力、柔韧性和灵敏性等各种运动能力。

一、身体形态训练对预防运动损伤的作用

体能训练有利于运动员骨骼和肌肉的生长发育,对骨骼的骨化能起到一种机械刺激作用,改善血液循环。经常锻炼,能够使肌纤维变粗,肌肉血液供应增加,毛细血管增多,肌肉更强壮,这些都有助于形成良好的身体形态。同时通过身体形态训练可以减少肌肉内的脂肪堆积,如果脂肪过多将会引起体重过大,肌肉的收缩效率降低,还会影响肌肉的生长。另外,体能训练中的跑跳等动作还会对骨骼的骨化中心起到一种机械刺激作用,可以改善血液循环,促进骨骼的生长发育。实践证明,符合各项身体形态特点要求的运动员发生运动损伤的概率较小。

二、身体功能训练对预防运动损伤的作用

体能训练能有效地提高人体内脏器官,尤其是心血管系统的功能。通过有氧训练可以降低静息心率,从而改善心肌收缩力,增加血流量。体能训练还可促进新陈代谢,使中枢神经系统功能得到明显改善,进而提高神经系统与身体各组织、器官之间的协调能力。运动中,肌肉活动是在神经系统的直接指挥下进行的,而肌肉有节奏地收缩和舒张,也能对神经系统产生良好的反馈。当进行复杂动作时,肌肉活动转换频繁,就需要神经系统做出准确、及时、协调的反应和综合处理,由此减少和避免一些意外伤害。

三、身体素质训练对预防运动损伤的作用

(一)力量素质训练对运动损伤的预防作用

力量是运动中的动力保证,如果运动员的力量素质好,身体控制能力、关节的稳定性必然好,在运动过程中疲劳出现晚,可大大减少损伤的发生。例如短跑、跳远及跨栏运动中易发生股后肌群拉伤,这主要是由于股后肌群力量本身就很弱且在训练中又常得不到重视而造成的。因此,在平时的训练中应加大股后肌群的力量训练,从而减少损伤的发生。另外,在其他运动项目中,也应加强易伤部位的力量训练,如为了预防髌骨劳损,可采用站桩的方法以增强股四头肌和髌骨力量;为了预防腰部损伤,除了加强背肌训练,还要加强腹肌力量训练,从而提高身体的对抗能力。总之,系统科学的力量训练不仅可以提高力量水平,防止肌肉产生不协调动作,保证高难度动作的学习和掌握,还能有效降低运动损伤的发生,为提高运动员的信心和拼搏精神提供有力的保证。

(二)耐力素质训练对运动损伤的预防作用

耐力素质是人体在长时间进行工作或运动中克服疲劳的能力,它是多数运动项目中影响或决定比赛成绩的因素之一。现代研究表明,系统肌肉力量耐力训练对减少损伤非常有效,但在耐力训练的结束期会出现肌肉酸痛、僵硬现象,这是由于疲劳提高了肌肉感受系统兴奋性,从而使劳损的肌群处于较长时间酸痛或僵硬状态,这种僵硬要及时消除,不然就会逐渐积累发展成为慢性软组织损伤。心血管耐力训练也是预防损伤的一个重要因素。疲劳时由于肌肉、神经系统的反应迟缓而使运动员容易发生损伤,科学系统的心血管耐力训练可使机体长期工作的耐受力增强并延缓疲劳,从而减少运动损伤发生的概率。

(三)灵敏和协调性训练对运动损伤的预防作用

灵敏素质是运动员迅速改变体位、转换动作和随机应变的能力。协调能力是运动员机体不同系统、不同部位、不同器官协同配合完成练习动作或技战术活动的能力。灵敏和协调性的改善可提高应激和自我保护能力,从而有效地减少运动损伤的发生。如在跳远、跳高、撑竿跳高等落地过程中,虽出现不正常的落地姿势,但如果灵敏、协调性较好,就可以很快地从不正确的姿势中调整过来,尽量以安全的姿势落地,避免或减少运动损伤的发生。

(四)柔韧素质训练对运动损伤的预防作用

柔韧素质训练是预防运动损伤的重要训练手段。柔韧性包括关节活动的幅度及跨关节的肌肉、韧带、肌腱、皮肤的伸展性。关节活动幅度小、肌肉伸展性差是导致运动损伤的重要原因。加强柔韧性练习,不但可以提高关节肌肉的灵活性,还可以提高中枢神经系统调节对抗肌的协调性及紧张和放松的能力,从而减少运动损伤的发生。此外,在平时训练中柔韧与

力量训练一定要结合进行,尤其是在力量训练之后更应采用牵拉练习来帮助肌肉消除疲劳。加强柔韧性练习,可提高关节肌肉的灵活性,提高中枢神经系统调节对抗肌的协调性,以及调节紧张和放松的能力,从而减少运动损伤。

四、体能训练方法简介

(一)关于体能训练方法的概说

体能训练方法是在进行体能训练的活动过程中,为提高运动员各项体能水平、完成训练任务,为实现竞技目标而采用的有效合理的途径和办法。体能训练所采用的方法是对体能训练过程中各种训练方式和办法的概括,是对各种具体训练方法的集中表述。在运动员体能训练过程中,训练方法是教练员安排训练工作、完成训练任务、提高运动员体能水平所必须掌握的。现代竞技运动发展历史表明,体能训练方法的不断创新和科学运用对推动各项竞技运动整体发展水平的作用是十分巨大的。一种科学训练方法的诞生既是科学训练原理的具体体现,也是科学训练实践的高度总结。因此,正确地认识和掌握不同训练方法的功能和特点,有助于顺利完成体能训练乃至整个运动训练过程不同时期的训练任务;有助于有效地控制各种竞技能力的发展进程;有助于科学地提高不同项目运动员的整体竞技能力。

构成体能训练方法的主要因素是练习动作及其组合方式、运动负荷及其变化方式、过程安排及其变化方式、信息媒体及其传递方式、外部条件及其变化方式等要素。其中,练习动作及其组合方式主要是指运动员为完成具体训练任务而进行的身体练习以及各个练习之间的固定或变异组合方式。运动负荷及其变化方式主要是指各种身体练习时对有机体所施加的刺激及其在强度、量度以及负荷性质方面的变化形式。过程安排及其变化方式主要是指对训练过程的时间、人员的组织、器材的分布、内容的选择、练习的步骤等因素的安排及其变化形式。信息媒体及其传递方式主要是指教练员指导训练工作时,所采用的诸如语言、挂图、影视等信息手段和如讲解、图示、观摩等信息传递方式。外部条件及其变化方式主要是指训练气氛、训练场地、训练设备、训练器材、训练工具等因素的影响及其变化方式。体能训练中的许多方法正是由这5种因素所组成的。这些因素的不同组合及其变化,可以形成具有不同功能的多种训练方法。

(二)体能训练的常用方法

体能训练的方法是多种多样的,在体能训练中最为常用的一般性训练方法有重复、间歇、持续、循环、变换等。

1.重复训练法

重复训练法是在不改变动作结构和运动负荷的条件下,按照既定的要求反复进行练习,每次(组)练习之间的间歇时间能使机体基本恢复的练习方法。使用重复训练法的目的是发展各种身体素质,提高身体训练水平,改进与提高运动技术与战术,培养运动员顽强、坚忍不拔的意志品质。构成重复训练法的主要因素有单次(组)练习的负荷量、负荷强度及每两次(组)练习之间的休息时间。因此,运用此法时应根据训练任务、项目特点和运动员的具体情况,确定重复练习的距离、时间、次数、负荷强度和间歇时间。在具体实施重复训练法的过程中要满足以下基本要求:每次练习的动作结构、要求和负荷不变;每次练习的负荷强度较大,达到运动员所能承担的最大强度的90%~100%,即接近或达到比赛的强度;每次练习后的休息时间不固定,休息的方式通常采用静止、肌肉按摩或散步,以机体得到充分休息、达到基本恢复为准(一般应恢复到心率 110 次/分以下)。

2. 间歇训练法

间歇训练法是在一次(组)练习之后,按严格规定的间歇时间休息,在运动员机体尚未完全恢复时立即进行下一次(组)练习的方法。在使用该训练方法时要注意以下几点:第一,负荷与休息交替进行,严格规定休息时间,在机体未完全恢复(心率为 120～140 次/分)时即进行第二次(组)练习;第二,每次练习时间不宜过长,强度根据训练要求,可达到或超过比赛强度,也可为小强度,一般负荷时心率应达 160～180 次/分,最大时为 200 次/分以上;第三,采用积极性休息,如走、慢跑等,间歇训练法最大的特点是训练强度比较大,按强度大小可以将间歇训练法分为小强度间歇训练法和大强度间歇训练法。小强度间歇训练法也称非强化间歇训练法;负荷强度在周期性项目中一般为本人最大强度的 60%～80%,在非周期性项目中为 50%～60%,负荷时间为 45～90s,目的是提高机体的无氧和有氧混合代谢能力,发展专项耐力。大强度间歇训练法亦称强化间歇训练法,负荷强度在周期性项目中一般为本人最大强度的 80%～90%,在非周期性项目中为 80%,每次负荷时间为 15～60s,目的是提高机体的无氧代谢能力,发展速度和速度耐力。

间歇训练法是在运动员机体未恢复时,就进行下一次练习,以增大运动负荷,对提高呼吸和心血管系统的体能,发展速度和速度耐力等有显著作用。在具体的实施过程中通过严格的间歇训练过程,可使运动员的心脏功能得到明显的增强;通过调节运动负荷的强度,可使机体各体能产生与有关运动项目相匹配的适应性变化;通过不同类型的间歇训练,可使糖酵解代谢供能能力或磷酸盐与糖酵解混合代谢的供能能力或糖酵解与有氧代谢混合供能能力或有氧代谢供能能力得以有效发展和提高;通过严格控制间歇时间,有利于运动员在激烈对抗和复杂困难的比赛环境中稳定、巩固练习方法;通过较高负荷心率的刺激,使机体抗乳酸能力得到提高,以确保运动员在保持较高强度的情况下具有持续运动的能力。

3. 持续训练法

持续训练法是指负荷强度较低,负荷时间较长,无间断地连续进行练习的训练方法。使用该方法练习时,平均心率应在 130～170 次/分。持续训练主要用于发展一般耐力素质,并有助于完善负荷强度不高但过程细腻的练习方法,可使机体运动体能在较长时间的负荷刺激下产生稳定的适应,内脏器官产生良性适应变化;可有效提高有氧代谢系统供能能力以及在该供能状态下有氧运动的强度;可为进一步提高无氧代谢能力及无氧工作强度奠定坚实的基础。持续训练法最突出的特点是训练时间较长,总的训练量大。根据训练时持续时间的长短,可以把持续训练法分为 3 种基本类型,即短时间持续训练法、中时间持续训练法和长时间持续训练法,在具体实施该训练方法时一定要根据运动员所从事运动项目的特点和运动员的状态选择练习持续时间。"法特莱克跑"就是持续训练法较为典型的形式之一。"法特莱克跑"是 20 世纪 50 年代由瑞典人霍迈尔根据当时瑞典的具体条件提出的一种训练方法。这种训练方法一直沿用至今,培养出了许多优秀的长跑运动员。"法特莱克跑"的基本跑法是:运动员最好在森林、草地、公园等柔软地面上训练,先用准备活动的速度跑,然后再将速度提高一点跑,小段变换距离。典型"法特莱克跑"的模式是:准备活动 3200m;用 60% 的速度跑 1600m,然后恢复跑 800m;用力跑 600m,然后是 800m 的恢复跑;多次短距离冲刺跑,共 1600m,放松跑 2400m;200m 的用力跑,1600m 的恢复跑;用比赛速度在跑道上跑 2×400m,

中间有 100m 的慢跑;3200m 放松跑。

4.循环训练法

循环训练法是根据训练的具体任务,建立若干练习站或练习点,运动员按规定顺序、路线,依次循环完成每站所规定的练习内容和要求的训练方法。循环训练法的主要构成包括每站的练习内容、每站的运动负荷、练习站的安排顺序、练习站之间的间歇、每遍循环之间的间歇、练习的站数与循环练习的组数。循环训练法是一种综合形式的练习方法,生动活泼,训练过程中可以有效地提高不同层次和水平运动员的训练情绪和积极性;可以合理地增大运动训练过程的练习密度;可以随时根据具体情况因人制宜地加以调整,做到区别对待;可以防止局部负担过重,延缓疲劳的产生。

练习时根据各组练习之间的间歇的负荷特征,可以把循环训练法分为循环重复训练、循环间歇训练和循环持续训练 3 种方法。其中,循环重复训练法是指按照重复训练法的要求,对各站之间和各组循环之间的间歇时间不作特殊规定,以使机体得以基本恢复,可全力进行每站或每组循环练习的方法;循环间歇训练法是指按照间歇训练法的要求,对各站和各组之间的间歇时间作出特殊规定,以使机体在不完全恢复的状态下进行练习的方法;循环持续训练法是指按照持续训练法的要求,各站和各组之间不安排间歇时间,较长时间进行连续练习的方法。3 种循环训练法的组织形式又包括 3 类,即流水式、轮换式和分配式。其中,流水式循环训练的做法是建立若干练习站(点)后,运动员按一定的顺序,一站接一站地周而复始地进行单个练习;轮换式循环训练的做法是将运动员分成若干组,各组运动员在同一时间内在各自的练习站中练习,然后按规定要求,依次轮换练习站;分配式循环训练的做法是设立较多的练习站,然后根据运动员的具体情况指定每名运动员在特定的若干练习站内训练。

5.变换训练法

变换训练法是在练习过程中,有目的地变换运动负荷(时间、负重量、速度)、动作组合,或变换练习环境、条件等情况下进行训练的方法。在周期性项目中主要是变换练习的速度和环境;在非周期性项目中则以变换练习的组合和条件为主。其优点是避免练习的单调,提高运动员练习的兴趣和积极性,培养多种运动感觉,提高人体对训练和比赛的适应能力。运用时要根据训练的具体任务和运动员存在的主要问题,有目的地进行变换。如变换跑的持续时间、速度和距离,以发展机体的无氧或有氧代谢能力。

根据训练因素的变换可将变换训练法分为 3 种,即负荷变换训练法、内容变换训练法和形式变换训练法。其中,负荷变换训练法是一种功能独特的重要训练方法,在实践中,训练负荷的变换主要体现在负荷强度或负荷量的变换上。该方法可通过变换练习动作的负荷强度、练习次数、练习时间、练习质量、间歇时间、间歇方式及练习组数等方式,促使运动素质、能量代谢系统的发展与提高,满足专项运动的需要。内容变换训练法主要针对运动员的运动专项,训练中练习内容的动作结构可为变异组合,也可为固定组合,练习的负荷性质符合专项特点,练习内容的变换顺序符合比赛的规律,练习动作的用力程度符合专项的要求。形式变换训练法是通过变换训练环境、变换训练气氛、变换训练路径、变换训练时间和变换练习形式进行训练。

在实施变换训练法时要根据变换因素,对具体情况加以规定和调整,特别是对少年运动员,应根据具体情况灵活掌握。实践中,此训练法可以使运动员产生新的刺激,激发起较高的训练情绪,进而促使神经系统处于良好的准备状态,产生强烈的表现欲望,可以有效提高训练质量。但由于练习环境和条件的变化,易使运动员注意力分散,须及时地加以引导。

五、身体各项体能训练方法

（一）力量素质训练方法

在学习任何运动技能时,都需要克服诸如重力、摩擦力等不同形式的阻力,所以对所有运动项目来说,力量都是最基本的身体素质。即使像射击这样相对静态的运动项目,也很难想象缺乏支持枪支和肢体的力量,能保持身体的稳定,取得良好成绩。再如田径、体操、重竞技等,力量更是起着决定性的作用。因此,任何运动项目的身体训练都必须包括力量训练。力量指某肌肉群对抗阻力的能力,从生理和解剖的角度还可以认为肌肉力量是在完成某动作时,相关肌群通过骨杠杆,克服阻力的能力。

1.颈部力量训练方法

颈部肌肉力量的练习主要是静力性对抗练习和负重练习,例如,摔跤运动员的"竹桥"练习、技巧运动员的"头手倒立"练习,以及各种双人颈部对抗练习。

（1）头手倒立练习

动作方法:在墙壁前手倒立,两脚轻轻缩放在墙壁上。

要领:缓慢屈臂成头手倒立,两手主要起维持平衡的作用,以头支撑体重,坚持尽可能长的时间,反复练习。

提示:练习的初期阶段应有同伴保护。为了增强练习效果,双脚可离开墙壁。

（2）"背桥"练习

动作方法:仰卧,以脚和头着地支撑于地面。

要领:腰腹部向上挺起,两手置于胸腹部,使身体反弓成"桥";或与此"桥"相反,腹部向下,以额头（或头顶）和脚趾支撑于地面,臀部上提成"桥"。

提示:练习前一定要做好颈部的准备活动。颈部力量增强时,可在腹部或臀背部负重,增加练习效果。

（3）双人对抗练习

动作方法:将合适的带子或毛巾围在练习者的前额,同伴一手拉住毛巾两端,一手扶在肩胛部,肘关节伸展,站在练习者身后。

要领:练习者两脚站稳,上体固定,向前、向下低头,对抗同伴向后拉毛巾的力量,同伴拉毛巾的力量应与练习者的颈部力量相适应,反复进行,使颈部肌肉得到锻炼。

提示:牵拉头部的带子或毛巾可以围在练习者头的前、后、左、右不同部位,使练习者从不同方向进行对抗练习,使颈部肌肉得到全方位的锻炼。

2.肩部力量练习方法

（1）颈前推举

练习作用:主要发展三角肌前束和斜方肌的力量。

动作方法:直立或正坐于凳上,两手握杠同肩宽,握杠于锁骨处,手臂垂直向上伸直推起。

（2）颈后推举

练习作用:主要发展三角肌后束、冈上肌和肱三头肌的力量。

动作方法:两手握杠同肩宽,垂直上举至手臂伸直。

（3）直臂前平举

练习作用：主要发展三角肌和斜方肌的力量。

动作方法：上体挺直自然站立，两臂伸展正握杠铃，下垂于两大腿前。

（4）侧平举哑铃

练习作用：主要发展三角肌和斜方肌的力量。

动作方法：自然站立，上体挺直，两手各持哑铃垂于体侧。

（5）推举哑铃与杠铃

练习作用：主要发展：三角肌、斜方肌、肱三头肌和前锯肌等肌群的力量。

动作方法：两脚自然站立，间距约同肩宽。两手各持哑铃，屈肘将哑铃置于肩上，两手正握杠铃，握距同肩宽，提铃至胸。

3. 臂部力量练习方法

（1）站立屈臂举杠铃练习

练习作用：主要发展肱二头肌和前臂肌群的力量。

动作方法：两脚自然站立，两手反握杠铃，两臂伸展使杠铃位于体前。两手握距可宽可窄。

要领：两肘固定，慢速屈臂将杠铃上举全胸前，然后有控制地慢慢放下杠铃，还原成预备姿势，反复练习。

提示：练习器械还可采用壶铃、哑铃，持握方法可采用正握、反握和锁握。

（2）坐姿哑铃弯举练习

练习作用：主要发展肱二头肌及前臂肌群的力量。

动作方法：两腿自然分开，坐在凳端，一手握哑铃，另一手置于持哑铃手侧的膝关节上部，握哑铃的手臂充分伸展，将肘关节的上部置于膝关节处另一侧的手背上。

要领：上臂固定，慢速屈肘至胸前，然后再有控制地放下哑铃成预备姿势，反复练习。

提示：该练习的器械还可采用杠铃、壶铃或其他便于持握的重物。练习时可两臂交替进行，负荷重量以能完成10～12次的重量为宜。

（3）手腕屈伸负重练习

练习作用：主要发展手腕和前臂肌群的力量。

动作方法：坐姿，两手反握杠铃或哑铃，前臂分别贴在两大腿上，手腕伸出，位于膝关节外。

要领：手腕围绕额状轴以尽可能大的动作幅度上下旋卷，手腕卷屈幅度越大，练习效果越好。另外，该练习还可以采用掌心向下的正握杠铃的方法进行手腕旋卷运动练习。

提示：可用哑铃进行，也可采用单手握短棒的一端，另一端负重，手腕向上仰起、放下，或手腕做旋转动作，对前臂肌肉的力量发展同样有效。

4. 胸部力量练习方法

发展胸部力量的方法很多，有徒手练习，也有采用杠铃、哑铃、拉力器等器械进行训练的。要注意，所有上体高于下肢的斜板卧推和飞鸟动作有助于发展胸大肌上部力量；而下肢高于上体的斜板卧推和飞鸟动作有助于发展胸大肌下部力量。平卧做卧推时，其效果取决于杠铃推起和放下的位置。如杠铃靠近颈部，发展的是胸大肌上部力量；如杠铃放近乳头处，发展的是胸大肌中部力量。交叉拉力器练习也是如此，两手相交位置高，发展胸大肌上部力量，反之则发展下部力量。

(1)颈上卧推

练习作用:主要发展胸大肌上部、肱三头肌和三角肌的力量。

动作方法:仰卧于卧推架上,可采用宽、中、窄三种握距,手持杠铃或哑铃,先屈臂将其放于颈根部,两肘尽量外展,将杠铃推起至两臂完全伸直,反复进行。

(2)斜板卧推

练习作用:主要发展胸大肌下部、肱三头肌和三角肌的力量。

动作方法:宽握杠铃仰卧于斜板上,脚高于头,朝着胸中部慢慢放下杠铃,肘关节外展与身体成 90°角,然后迅速用力向上举起杠铃,再以稳定节奏反复进行练习。

(3)仰卧扩胸

练习作用:主要发展胸大肌和三角肌的力量。

动作方法:仰卧在垫子或矮凳上,两手持哑铃两臂伸直与身体成"十"字形。

(4)俯卧撑

练习作用:主要发展肱三头肌、胸大肌、三角肌和前锯肌等肌群的力量。

动作方法:两手间距稍宽于肩,直臂双手俯卧撑地,两腿伸直,两脚并拢,脚趾撑地。

(5)宽撑双杠

练习作用:主要发展胸大肌下部、外部肌肉,以及肱三头肌、三角肌、前锯肌的力量。

动作方法:脸朝下收紧下颌,弓背,脚尖向前,眼视脚尖。两手宽握双杠,屈臂使身体下降,然后再伸臂把身体撑起。屈臂时尽可能使身体降低一些,不要借力,反复进行。

5.背部力量练习方法

背部力量训练的目的是充分发展背阔肌、大圆肌、斜方肌、冈下肌、小圆肌、前锯肌以及骶棘肌等肌群力量。在训练时要动作准确,并使肌肉充分收缩,从而使背部力量得到充分发展。

(1)高翻

练习作用:主要发展背阔肌、斜方肌、骶棘肌的力量。

动作方法:两脚站距约同肩宽,双手正握杠铃,握距同肩宽,挺胸别腰,将杠铃提起至大腿中下部迅速发力翻举至胸部。还原后再反复练习。

(2)持铃耸肩

练习作用:主要发展斜方肌的力量。

动作方法:身体直立,正握杠铃,然后以肩部斜方肌的收缩力,使两肩胛向上耸起(肩峰几乎触及耳朵),直至不能再高时为止。还原后反复进行练习。

(3)俯立划船

练习作用:主要发展背阔肌上、中部以及斜方肌,三角肌的力量。

动作方法:上体前屈 90°抬头,正握杠铃。然后两臂从垂直姿势开始,屈臂将杠铃拉近小腹后还原,再重新开始。上拉时应注意肘靠近体侧,上体固定不屈腕。

(4)俯卧上拉

练习作用:主要发展背阔肌、斜方肌、三角肌的力量。

动作方法:俯卧在练习凳上,两臂悬空持杠铃,两臂同时将杠铃向上提起稍停再还原,反复进行。

(5)直腿硬拉

练习作用:主要发展骶棘肌、背阔肌、斜方肌、臀大肌以及股二头肌、半腱肌、半膜肌、大收肌等伸展躯干和伸髋的肌肉力量。

动作方法:两腿伸直站立,上体前屈,挺胸紧腰,两臂伸直,用宽握距或窄握距握住杠铃,然后伸髋、展体将杠铃拉起至身体挺直。还原后重新开始,每组练习2~5次。

(6)俯卧抬上体

练习作用:主要发展伸脊柱的肌群骶棘肌,还有臀大肌、股二头肌等的力量。另外对发展背肌也有理想的效果。若在颈后负重,可获得更好的练习效果。

动作方法:俯卧于台面或长凳上,上体从一端探出,两手置于头后屈身向下。

6.腹部力量练习方法

腹部力量训练的重点是发展腹外斜肌、腹内斜肌、腹直肌和髂腰肌的力量。腹肌收缩主要是用来缩短骨盆底部至胸骨间的距离,这种收缩动作在幅度充分的仰卧起坐或仰卧举腿中,只占很小一部分。因此,半仰卧起坐(即上体抬起幅度为全幅度的1/4或1/2)等动作是比较好的发展腹部力量的方法。

(1)仰卧起坐

练习作用:主要发展腹直肌、髂腰肌的力量。

动作方法:仰卧凳上或斜板上,两足固定,两手抱头,然后屈上体坐起,再还原,反复进行。

提示:也可两手于颈后持杠铃片或其他重物负重练习。

(2)半仰卧起坐

练习作用:主要发展腹直肌上部的力量。

动作方法:平躺地上或练习凳上,两手持杠铃片置于头后,两足固定。上体向前上方卷起,同时两膝逐渐弯曲。

提示:练习时注意背下部和髋部不能因上体抬起而离开地面或练习凳。用力吸气,放松呼气,收缩时停2s。也可将负重物放在胸前上部进行练习。

(3)仰卧举腿

练习作用:主要发展腹直肌、腹外斜肌和骶棘肌的力量。

动作方法:①仰卧于垫子上,两脚并拢两腿伸直,双手置于头后。②仰卧于斜板上,上体位于高端,两手抓握板端,身体伸展。

提示:腿上举时注意不应屈膝,还原下放时不能放松,应有控制地下落。腹肌力量增强后,可在踝关节处负重进行练习。

(4)悬垂举腿

练习作用:主要发展腹直肌、腹外肌、髂腰肌的力量和两手的握力。

动作方法:两手握距与肩同宽或稍宽于肩,正握单杠,两臂伸展,下肢自然放松,身体悬垂。

提示:开始练习时,腹肌力量差者可稍屈膝。为了增强练习效果,可在脚腕上负重练习。

(5)支撑举腿

练习作用:主要发展腹直肌、腹外斜肌和髂腰肌的力量。

动作方法:两手直臂撑在双杠上,下肢放松,身体伸展。

提示:直膝向上举腿,举腿速度均匀,放腿动作不应放松,应有控制地下放。为了增强练习效果,可在脚腕负重进行练习。

7.腿部力量练习方法

(1)纵跳

练习作用:主要发展伸膝和屈足肌群力量及弹跳力。

动作方法:身穿沙背心,带沙护腿,成半蹲姿势。两脚蹬地起跳,两臂上摆,腿充分蹬伸,头向上顶,缓冲落地后继续做。每组连续练习 10~15 次,负重以 10~15kg 为宜。动作要求协调。

提示:也可悬挂或标出高度目标,以两手触摸标志线或物体的方式进行练习。

(2)蛙跳

练习作用:主要发展下肢爆发力及协调用力能力。

动作方法:身穿沙背心,带沙护腿(也可不负重),全蹲。两脚蹬地起跳,身体向前上方跳起,腾空后挺胸收腹,快速屈腿前摆,以双脚掌落地后不停顿地连续做,6~10 次为一组。

提示:最好快速起跳,身体充分伸展开,可先不要求远度,逐渐增加远度要求。

(3)跳深

练习作用:主要发展伸膝、屈足肌群和腹肌的力量。

动作方法:将 5~8 个高度为 70~100cm 的跳箱盖纵向排好,每个跳箱盖横放,间距均为1m。练习者面对跳箱盖并腿站立,双脚同时用力跳上跳箱盖,紧接着向下跳,落地后立即跳上第二个跳箱盖,紧接着向下跳,落地后立即又跳上第三个跳箱盖,连续跳上跳下,20~30 次为一组,动作之间不得停顿。

提示:也可在有沙坑的高台处做此练习。

(4)直腿跳

练习作用:主要发展小腿三头肌和屈足肌群的力量。

动作方法:肩负轻杠铃,膝伸直,利用踝关节屈伸的力量向上跳起,连续跳。

提示:练习时要控制好杠铃,积极蹬地富有弹性。

(5)下蹲腿后提铃

练习作用:主要发展股四头肌、臀大肌和腰部肌群的力量。

动作方法:两脚自然开立下蹲,杠铃紧贴脚后跟处放置。两手正握杠铃,握距同肩宽,两臂和背部充分伸直。

提示:练习过程中不能弯腰,注意背部挺直。站立时脚跟提起,如果将提脚跟和髋部前挺结合起来,练习效果会更好。

(6)负重深蹲跳与负重半蹲跳

练习作用:主要发展伸膝和伸髋的肌肉群的力量,例如,股四头肌、股二头肌、小腿三头肌和臀大肌等。

动作方法:双脚左右自然开立,肩负杠铃,双手正握杠铃扛于颈后,躯干挺直。

提示:可由徒手练习逐步过渡到负重练习。落地时踝关节保持适度的紧张。跳起腾空后下肢肌群应尽量放松。

(二)速度素质训练方法

1.徒手练习

(1)起动跑:两手撑地,两腿交叉成弓步状,听信号快速起动跑出;两腿做弓步交换练习时,听信号快速起跑。跑出距离为 10～20m。练习 3 组,每组 2～3 次。

(2)蹲踞式起跑:按蹲踞式起跑动作做好起跑准备,听口令迅速起动跑出。练习 3 组,每组 3 次。

(3)站立式起跑:按站立式起跑要求,听口令迅速起动跑出 10～15m。此练习也可采用半蹲式起跑进行。练习 2～3 组,每组 2～3 次。

(4)变向起跑:背向蹲立,听信号后迅速转体成蹲踞式起跑接疾跑 20～30m。要求转体动作迅速,起跑符合技术规范。练习 2～3 组,每组 2～3 次(注:以下练习动作的组数、次数均与此相同)。

(5)仰卧起跑:仰卧于垫上,听到信号后迅速转体成俯撑后做蹲踞式起跑接疾跑 20m。要求动作迅速,起跑符合规范,可计时进行。

(6)前滚翻起跑:站立,听到信号后做前滚翻接蹲踞式跑 20m。要求动作迅速,蹲踞式起跑符合技术规范,可计时进行。

(7)起跑接后蹬跑:蹲踞式姿势准备,听到信号立即起跑接做后蹬跑 20m。要求起跑快,后蹬跑技术准确。

(8)高抬腿接跑:原地高抬腿练习,听到信号后迅速起动跑出 10～15m。

(9)倒退跑接疾跑:听到信号开始做倒退跑 5～10m,再听信号后急停接向前疾跑 10m。要求倒退时身体不得后仰,疾跑可计时进行。

(10)30m 计时跑:蹲踞式起跑,听到信号后进行全速 30m 计时跑。要求事先规定速度标准。

(11)起跑撞线:蹲踞式起跑,听到信号后疾跑 20～30m,接做冲刺撞线动作,可用竞赛方式计时进行。

(12)动作反应练习:练习前告诉运动员有多种动作,如蹲下、起立、手触地、跳起等动作,可任意喊其中一个动作,要求运动员做出应答反应,也可连续喊一连串动作。可原地练习,也可在行进间练习。

(13)选择性练习:教练员喊蹲下或做下蹲动作时,运动员应站立不动;教练员喊向左转,运动员应向右转;或教练员喊 1、2、3、4 中的某个数字时,运动员做出事先规定的相应动作。

2.器械练习

(1)手抓棒球:站立,持球手臂前平举,手心向下,然后手指张开使球自由落下,不等球落地持球手再次抓住球。要求球离开手后,不能翻转手臂去接球。连续进行 20～30 次,计算手抓住球的次数,可以左右手交替重复练习。

(2)高抬腿跳绳:站立,两手持绳,听到信号后做快速原地高抬腿跳绳,要求保持正确的高抬腿跑技术动作,连续进行 10～20 组,用时 20s,计数进行。

(3)小步跑跳绳:站立,两手持绳,听到信号后做向前快速小步跑跳绳,连续进行 10～20s。要求保持小步跑技术动作,手脚配合协调一致。

(4)捆沙腿高抬腿跑:两腿分别捆绑沙腿,开始慢跑,听到信号后做原地快速高抬腿跑 30s。要求大腿高抬到一定高度,符合技术要求,计数进行。

(5)捆沙腿加速跑:两腿分别捆绑沙腿,由慢跑开始,听到信号做加速跑 20～30m,行走返回,练习 3～5 次,计时进行。

(6)扶肋木后蹬跑:面向肋木站立,身体前倾,两臂伸直扶肋木。听到信号后做快后蹬跑。

要求后蹬跑技术动作正确,腿后蹬时与地面保持 50°的夹角,连续进行 10～20s 为 1 组,练习 3～5 组。此练习也可采用扶肋木高抬腿跑的形式进行。

(7)扶竿接力:距起跑线 6m 处一人扶竖立着的标枪或竹竿,听见信号后一人起跑前去扶竿,与此同时扶竿人向回跑至起跑线后拍击第二人手掌,依次连续进行。要求竹竿始终不能倒地。10 人 1 组循环练习,3 个循环为 1 组,练习 2～3 组。

(8)持哑铃高抬腿跑:两手各持一个 1～2kg 的哑铃,听到信号后做快速高抬腿跑练习。要求保持高抬腿跑的正确姿势,跑动速度越快越好。连续练习 10～20s 为 1 组,练习 3～4 组。

(9)对墙跑动踢球:侧对墙 5m 站立,听到信号后,平行于墙做快速跑动中的对墙踢球,连续进行 30s。要求直线跑动,球在脚下不能有停顿,速度越快越好,反复练习 60 次。

3.组合练习

(1)卧跳—折回跑:篮板下站立,听到信号后起跳甩手触篮板,接着下蹲成俯卧,接着迅速起立,再起手触篮板,连续进行 6 次。然后迅速冲跑到球场中线,并立即折四跑到端线,反复练习 3～5 组。

(2)小步跑—加速跑—计时跑:站立,做快频率行进间小步跑 10m,听到信号后变加速跑 20m,然后慢跑到标志物后,做加速跑 30m,计时进行。

(3)高抬腿—加速跑—变速跑:原地高抬腿 5s,听到信号后做加速跑 20m,然后惯性跑 40m,再接做 30m 加速跑。循环进行,绕 400m 场地 1 周为 1 组,重复练习 3 组。

(4)高抬腿—疾跑—快速起跳:原地高抬腿 5～10s,听到信号后全速跑 20m 到起跳板,接着做快速起跳动作,用运动跳远腾空步技术落入沙坑。要求速度快,练习 3～5 组。

(5)俯撑起跑—后蹬跑—冲刺跑:两手撑地,两腿伸直成俯撑姿势。听到信号后迅速起跑,然后做快速后蹬跑 20m,跑到标志线处,紧接着做冲刺跑 30m。要求后蹬跑,冲刺跑技术正确,反复练习 3 次。

(三)耐力素质训练方法

1.徒手练习

(1)反复跑:这是一种多次重复固定距离的练习。跑的速度、距离和重复次数、强度等根据运动员的能力及专项练习的目的确定。可采用 150～300m、500～600m、1000～1200m 或 2000m 等多种距离进行重复练习。练习时应控制好训练强度及间歇时间。

(2)定时跑:即在固定的时间内,计算距离或不计算距离的长跑。可采用 10min、15min、20min、30min 或 50min 等多种时间。练习时间长,强度可小一些,时间短则强度可大一些。85%～95%的强度有利于发展无氧耐力,85%以下强度可发展有氧耐力。练习时应注意控制强度。

(3)变速跑:即以不同速度交替练习的方法。可采用多种距离变速,如 100m 快+100m 慢+100m 快+100m 慢,或 300m 快+300m 慢+300m 快,以及更长的距离,如 500m 或 1000m 进行变速练习。短距离、大强度变速练习可发展速度耐力,长距离可发展专项耐力。练习时应根据不同的对象和任务安排,并注意控制强度和休息时间。

(4)持续慢跑:即以相对较慢的速度跑较长距离的练习。练习时跑的距离、重复次数根据运动员个人情况及专项需要确定,心率接近 150 次/分。主要发展有氧耐力。

(5)持续快跑:即以较快速度跑一定距离(如 800m、1000m、1500m 等)的练习。跑的距离、重复次数根据运动员个人情况及专项需要确定。强度一般为 90%～95%。

(6)间歇跑:即快跑30s或60s,使心率达到或超过180次/分,然后慢跑或走一段距离,使心率恢复到120次/分,又开始下一次快跑的练习。练习时应严格控制跑速和心率。也可采用快间歇跑或慢间歇跑进行练习。

(7)法特莱克跑:即在自然条件下,不拘形式以较快速度为主,快慢交替的长跑练习。如在草地、树林、小丘、小径、公路、田野等地练习,距离一般为3000~7000m,超长距离项目运动员距离可为10~20km。可采用阶梯式变速方法,如200m快→250m慢→300m快→350m慢等练习形式,可发展一般耐力和专项速度。

(8)越野跑:即在公路、山坡、树林、草地等场地进行长跑练习。训练时可定时(如20min、30min)、定距(3000m,5000m和10 000m)。如进行长跑专项耐力训练时,可延长时间30~50min,总距离超过10 000m。越野跑应选择车辆少、空气好的地段进行。

(9)上坡跑:在倾斜15°~25°的山坡进行上坡跑练习,跑距200~300m,反复练习5~6次,间歇3~5min。发展一般耐力的训练可以不要求跑速,心率一般不超过150次/分。发展专项耐力则应规定跑速,心率指标可控制在150~170次/分。

(10)连续跑台阶:在高20cm的楼梯或高50cm的看台上,连续跑40~60步,每步2~4级,重复4~6次,每次间歇5min,要求动作不能间断,心率在120~160次/分。练习时间可以不作规定,跑到顶向下走时应尽量放松,一级一级向下走,当心率恢复到120次/分时即开始下一次练习。

(11)分段变速游泳:在游泳池中进行50m为一段落的变速游泳,可采用各种技术姿势,每组距离250~500m,练习3~5组,间歇10min。慢速段强度达到本人最快速度的65%~75%,快速段达到本人最快速度的80%~90%。也可在江河湖海等自然环境下进行1000m以上的长距离游泳。其主要发展一般耐力和专项耐力。

(12)爬山练习:选择海拔300~500m的山坡,进行登山练习。可通过心率指标来控制运动强度,以此调整登山速度。心率指标可保持在130~140次/分。

(13)1min立卧撑:由站立姿势开始,下蹲两手撑地,伸直腿成俯撑,然后收腿成蹲撑,再还原成直立。每次做1min,练习4~6组,间歇5min。要求动作规范化,必须站起来成直立后才记入完成一次动作,可计数进行。

(14)手倒立:面对墙或同伴帮助做手倒立动作。每组做倒立动作保持静止2~4min,练习3~4组,间歇5min。其主要发展静力性力量耐力。此外,也可采用仰卧举腿静力、元宝收腹静力、俯卧撑静力、3~4min头手倒立及静力性托砖、托枪、拉弓等练习。这些练习也主要发展静力性力量耐力。

(15)长距离或长时间连续跳跃:可采用长距离多级跳、连续跳高台、连续跳深、连续蹲跳起、沙坑半蹲连续跳、单腿连续跳跃、跳起分腿、蛙跳等多种形式进行练习。距离一般为60~100m或20~30s的连跳跃,组数为3~5组。其主要发展腿部力量耐力或一般耐力。

2.器械练习

(1)跳绳跑:在跑道上做两臂正摇跳绳跑,每次跑400m,练习4~6次。心率应达到140~160次/分,待恢复120次/分时即进行下一次练习。也可以在练习前预先定出速度指标。还可采用其他跳绳练习。

(2)较长时间球类练习:可采用20~60min的篮球、排球、足球及其他球类练习或比赛来发展一般耐力,也可采用跑动传球、运球、运球越障碍、托球跑、前后长时间抛球以及各种长时间(10min 以上)的球类专门耐力性技术练习。其主要发展一般耐力,并能促进其他运动素质发展。

(3)长距离骑自行车练习:在公路上以每小时 30km 的速度做骑自行车练习,每组 30min,练习 3～5 组,间歇 10min。可以规定 30min 内骑的最少距离。每组练习结束时心率应达到 160 次/分以上,待恢复到 120 次/分时则应进行下一组练习。

(4)滑冰练习:在冰上做速度滑冰练习,每组 1000～1500m,练习 2～4 组。练习时以 75% 的速度滑行,每组练习时间不限。

(5)发展力量耐力和一般耐力的体操练习:如单杠盘臂悬垂(静力)练习、单杠悬垂摆体、双杠支撑前进、双杠支撑连续摆动、吊环悬垂摆体等多种时间长、次数多,练习 3～5 组的力量耐力练习。

(6)抗阻练习:如反复做一些次数多(20 次以上)、克服中等重量或轻重量(杠铃、哑铃、实心球、沙袋、壶铃等)的抗阻或肌肉耐力练习。要求次数多,组数 2～4 组,反复练习。

3.组合练习

发展耐力素质的组合练习主要是指循环练习。循环练习对发展耐力素质有较好的作用,并且是许多项目经常采用的方法。具体练习时可采用以下多种形式:(单足跳 30m＋肋木收腹举腿 8 个＋10 级蛙跳＋肋木支撑高抬腿 50 次＋快挺 50%强度的杠铃 15 次)×4,或(10 级跨跳＋肋木收腹举腿 10 个＋深蹲跳 20 个＋俯卧撑 20 个)×6 等组合循环练习形式。此外,还可采用以下几种练习形式。

(1)卧推—前后滚翻—纵跳:在卧推架上将强度为本人最大重量 50%的杠铃推举 20 次,然后在体操垫上做前、后滚翻各 10 次,紧接着做原地纵跳 25 次。练习 4～6 组,间歇 5min。纵跳时从深蹲姿势开始,连续完成。

(2)前滚翻—仰卧起坐—俯卧撑:在垫上做 4 个前滚翻,然后仰卧起坐 20 次,接着连续做俯卧撑 10～20 次。练习 4～6 组,动作要求规范化。

(3)小步跑—高抬腿跑—后踢腿跑—加速跑:在跑道上做小步跑 100m,接着做高抬腿跑 100m,然后做后踢腿 100m,紧接着加速跑 50m,练习 4～6 组。要求各种跑的练习必须符合技术规范要求,第二组练习开始心率指标不低于 120 次/分。

(4)负重体侧屈—负重体转—负重体前屈—负重高抬腿走:原地肩负杠铃杆做体侧屈 45°,左右各 10 次;然后肩负杠铃杆体转 90°,各转动 10 次;接着肩负杠铃杆做体前屈 10 次;最后,肩负杠铃杆做高抬腿走 50m。练习 4～5 组。要求动作保持应有的技术规范,高抬腿走时大腿必须抬平。

(5)俯卧撑—仰卧举腿—原地跳绳—单足跳:俯卧撑 10 次,然后垫上仰卧举腿 25 次,接着做原地双脚跳绳 100 次,最后做左、右单足跳各 50 次。练习 4～5 组,间歇 5min。跳绳时可以计时,仰卧举腿应直腿摆。

(6)跳深—立卧撑—原地高抬腿—加速跑:利用跳箱盖或阶梯做跳深 20 次,然后立卧撑 60 次,接着做原地高抬腿 50 次,最后做 60m 加速跑。练习 3～4 组,跳深时动作不得停顿。

(四)灵敏素质练习方法

发展灵敏素质须从专项特点出发,重点综合发展反应、平衡协调等能力。

1.徒手练习

(1)提高反应能力的练习

1)按口令做相反的动作。

2)按有效口令做动作。

3)原地、行进中或跑步中听口令做动作。例如，喊数抱团成组；加、减、乘、除简单运算得数抱团组合，看谁最快等。

4)一对一追逐模仿。

5)一对一互看对方背后号码。

6)听信号或看手势急跑、急停、转身、变换方向练习。

7)听信号的各种姿势起跑，如站立式、背向、蹲、坐、俯卧撑等姿势。

8)跳绳。例如，两人摇绳，从绳下跑过转身，从绳上跳过等。

9)一对一脚跳动猜拳、手猜拳、打手心手背、摸五官等练习。

10)各种游戏，如叫号追人、追逃游戏、抢占空位、打野鸭、抢断篮球等。

(2)发展平衡能力的练习

1)一对一面向站立，双手直臂相触，虚实结合相互推，使对方失去平衡。

2)一对一弓箭步牵手面向站立，虚实结合互推互拉使对方失去平衡。

3)各种站立平衡，如俯平衡、搬腿平衡、侧平衡等。

4)头手倒立，如肩肘倒立、手倒立停一定时间。

5)在肋木上横跳、上下跳练习。

6)急跑中听信号完成急停动作。

7)在平衡木上做一些简单动作。

8)发展旋转的平衡能力练习：①用手扶住体操棒，然后松手转身击掌再扶住体操棒使其不倒。②向上抛球转体2~3周再接住球。③跳转360°后，保持直线运行。④闭目原地连续转5~8周，然后闭目沿直线走10m，再睁眼看自己走的方向是否准确。⑤绕障碍曲线转体跑。⑥原地跳传180°、360°、720°落地站稳。

(3)发展协调能力的练习

1)一对一背向互挽臂蹲跳进、跳转。

2)模仿动作练习。

3)各种徒手操练习。

4)双人头上拉手向同方向连续转。

5)脚步移动练习。例如，前后、左右、交叉的快速移动，单脚为轴的前后、转体移动。左右侧滑步、跨跳步的移动。

6)做小腿里盘外拐的练习。

7)跳起体前屈摸脚。

8)选用武术中的"二踢脚""旋风脚"动作进行练习。

9)双人跳绳。

10)做不习惯方向的动作。

11)改变动作的连接方式。

12)选用健美操、体育舞蹈中的一些动作。

13)简单动作组合练习。例如，原地跳转360°接跳远，前滚翻交叉转体接后滚翻，跪跳起接挺身跳等。

14)双人一手扶对方肩，一手互握对方脚踝，各用单脚左右跳、前后跳、跳转。

(4)选用体操中的一些动作进行的练习

1)前滚翻、后滚翻、侧滚翻。

2)连续前滚翻或后滚翻。

3)双人前滚翻,即一人仰卧,另一人分腿站在仰卧人的头两侧,双方互握对方的两脚踝,然后做连续的双人前滚翻或后滚翻。

4)连续侧手翻。

5)鱼跃前滚翻(可越过一定高度的障碍物)。

6)一人仰卧,两人各抓一只脚,同时用力上提,使其翻转站立。

7)前手翻、头手翻、后手翻,团身后空翻。

8)跳马:跳上、挺身跳下;分腿或屈腿腾越;直接跳越器械;跳起在马上做前滚翻。

9)在低单杠上做翻上、支撑腹凹环、支撑后摆跳下、支撑摆动向前侧跳下等简单动作。

10)在低双杠上做肩倒立、前滚翻成分腿坐、向前支撑摆动越杠下、向后摆动越杠下等简单动作。

2.器械练习

(1)利用跳绳进行的一些练习

1)"扫地"跳跃。练习者将绳握成多段,从下蹲姿势开始,将绳子做扫地动作,两脚不停顿地做跳跃练习。

2)前摇两次或5次,双足跳一次。

3)后摇两次,双足跳一次,俗称"后双飞"。

4)交叉摇绳。练习者两手交叉摇绳,每摇1~2次,单足或双足跳一次。

5)集体跳绳,即两名练习者摇长绳子,其他练习者连续不断地跳过绳子,每人应在绳子摇到最高点时迅速跟进,跳过绳子,并快速跑出。

6)双人跳绳,即同集体跳绳,要求两名练习者手拉手跳3~5次后快速跑出。

7)走矮子步,即教练与一名队员将绳托直,并把高度适当降低,队员在绳子下走矮子步和滑步动作。

8)跳波浪绳,即教练与一名队员双手握一根长绳,并把绳子上下抖动成波浪形,队员必须敏捷地从上跳过,谁碰到绳子,与摇绳者交换。

9)跳蛇形绳,即教练与一名队员双手握一根长绳,并把绳子左右抖动,使绳子像一条蛇在地上爬行,数个队员在中间跳来跳去,1min内触及绳子最少者为胜。

10)跳粗绳(或竹竿),即教练双手握一根粗绳或竹竿,队员围成一个圆圈站直,当教练握绳或竿做扫侧动作时,队员立即跳起,触及绳索或竹竿者为败。

(2)单人练习

主要包括各种形式的个人运球、传球、顶球、颠球、托球等多种练习,单杠悬垂摆动、双杠转体跳下、挂撑前滚翻、翻越肋木、钻栏架、钻山羊以及各种球类运动、技巧运动、体操运动的专项技术动作的个人练习等。

(3)双人练习

主要包括各种形式的传球、接球、运球中抢球,双杠端支撑跳下换位追逐、肋木穿越追逐等双人练习。

3.组合练习

包括两个动作组合、三个动作组合和多个动作组合的练习。

(1)两个动作组合练习:主要有交叉步跑→后退跑,后踢腿跑→圆圈跑,侧手翻→前滚翻,转体俯卧→膝触胸,变换跳转髋→交叉步跑,立卧撑→原地高抬腿跑等。

(2)三个动作组合练习:主要有交叉步侧跨步→滑步→障碍跑,旋风脚→侧手翻→前滚翻,弹腿→腾空飞脚→鱼跃前滚翻,滑跳→交叉步跑→转身滑步跑等练习。

(3)多个动作组合练习:主要有倒立前滚翻→单肩后滚翻→侧滚→跪跳起,悬垂摆动→双杠跳下→钻山羊→走平衡木,跨栏→钻栏→跳栏→滚翻,摆腿→后退跑→鱼跃前滚翻→立卧撑等练习。

(五)柔韧素质训练方法

发展柔韧素质的练习方法很多,主要可分为徒手练习(包括单人徒手练习和双人徒手练习)、器械练习(包括肋木、体操棒、实心球、跳绳、倒立架)等多种形式。下面根据身体部位简介一些发展柔韧素质的常用动作。

1.肩部训练方法

肩部柔韧练习动作主要有压、拉、吊、转等几种方式。

(1)压肩

1)腿站立,体前屈,两手扶同髋高的肋木或跳马,挺胸低头(或抬头),身体上半部上下振动。教练员可帮助压肩,把肩拉开。练习时要求手臂伸直,肩放松。

2)背对横马,练习者仰卧在马上,另一人在后面扶着他的肩下压。要求把肩背部置于横马末端,压肩由轻到重。

3)体前屈,两手后面交叉握、翻腕,向上振动。要求两臂、两腿伸直,幅度由小到大。

(2)拉肩

1)背对肋木站立,两臂上举,两手握肋木,抬头挺胸向前拉肩。要求胸部前挺,肩放松,幅度由小到大。

2)做手倒立,另一人帮助前倒进行搬肩拉肩。要求幅度由小到大。

(3)吊肩

肋木、单杠、吊环反吊悬垂,要求开始可吊起不动,然后加摆动作,肩放松拉开。

(4)转肩

1)单杠、吊环收腹举腿,两腿从两臂间穿过,落下后悬垂,又还原做正悬垂。要求后悬垂时沉肩放松到极限。

2)单杠悬垂,收腹举腿,两腿从两臂间穿地,落下成后悬垂,松一只手转体360°成悬垂。然后换另一只手做。要求转动时肩由被动转动到主动转动,由逆时针到顺时针进行转动。

3)利用体操棍、竹杆或绳子、橡皮带做转肩练习,随着灵活性提高,两手间握距逐步缩短,但要注意两臂同时转,不要先后转肩。要求肩放松,用主动练习和被动练习结合起来转肩。

2.胸部训练方法

(1)仰卧背屈伸:可自己独立做,也可一人压腿,运动员只抬上体。要求主动抬上体,挺胸。

（2）虎伸腰：跪立，手臂前放于地上，胸向下压。要求主动伸臂，挺胸下压。

（3）借助器械训练

1）面对墙站立，两臂上举扶墙，抬头挺胸压胸。要求尽量让胸贴墙，幅度由小到大。

2）背对鞍马头站立，身体后仰，两手握环使胸挺出。要求充分伸臂，顶背拉肩，挺胸。

3. 腰部训练方法

（1）甩腰：体能训练员做体前屈和体后屈的甩腰动作，要求幅度由小到大，充分伸展背和腹肌。

（2）仰卧成桥：仰卧开始，两手反掌于肩后撑垫挺起胸腹，两臂伸直顶肩，拉开肩成桥。也可由同伴帮助，逐步过渡到独立进行。随着训练水平提高，手和脚的距离逐步缩小。练习时要腿伸直，腹部上升，挺胸拉肩。

（3）体前屈：体前屈练习方法很多，这里介绍以下几种。

1）腿伸直并拢体前屈，两臂在两腿后抱拢，静止不动，停止一定时间。要求胸贴大腿。

2）坐垫子上，两腿伸直，同伴助力扶背下压。还可将两腿垫高，加大难度。要求下压一定时间后，再停留一定时间抱腿。

3）分腿站立体前屈，上体在两腿中间继续甩动。要求肘关节甚至头部向后伸出。

4）运动员坐垫子，两腿分开置于30～40cm高的长凳上，运动员钻入板凳下，教练员两手按其背下压。要求两腿伸直，挺胸，抬头。

5）运动员面对肋木坐下，臀部与肋木间垫实心球，两臂向上伸直握肋木，教练员在运动员背后半蹲，两手握运动员两足前摆。要求腿要直，不能对抗用力。

4. 腿部训练方法

腿部柔韧训练，主要发展腿部前、侧、后的各组肌群伸展和迅速收缩的能力，以及髋关节的灵活性。腿部柔韧训练主要采用压、开、踢、控和劈腿等动作方式。

（1）压腿：分正压、侧压和后压3个方向，将腿放在一定高度进行练习。要求正压时髋正对腿部，侧压和后压将髋展开。

（2）开腿：分正、侧、后3个方向，可由同伴把腿举起加助力按。要求肌肉放松，不要主动对抗用力。

（3）踢腿：可扶把踢，也可行进中踢。常用踢腿方法有正、侧、后踢腿。还可采用两腿分别向异侧45°方向踢出的十字踢腿。要求上体正直，踢腿时腿要伸直。

（4）踹腿：要领同正踢腿。踢左腿时，左腰要向异侧45°方向踢起，并自右经前至左划一弧形，到左侧时用右手击打脚面，踢右腿时同上法，相反方向也可做。要求每次踢腿时，膝关节一定要伸直，支撑腿伸直，上体不能后仰。

（5）控腿：按舞蹈基本功姿势，腿在3个方向上举，并控制在一定高度上。包括以下3种方式：

1）前控腿有两种方法，一种是直腿抬起向前控腿，一种是膝盖先抬起然后再伸直控腿。

2）侧控腿要求上体正直，抬起的腿，髋关节必须展开，脚掌对准体侧，臀部不能向后突。

3）后控腿要求上体正直，后平腿的髋关节不能外旋，脚掌向上。

（6）弹腿：先将大腿向上提起控制不动，然后小腿迅速有力地前踢，伸直膝关节。

（7）劈叉：前后劈腿，同伴帮助压后大腿根部。左、右劈腿时应将两脚垫高，自己下压成由同伴扶髋关节下压。

5. 踝关节和足背训练方法

增强踝关节的柔韧性,可以提高弹跳力,因为小腿腓肠肌和比目鱼肌以及跟腱的韧带拉长后,再收缩就更有力量。足背的柔韧性好,不但可以增加肌肉收缩力量,而且可以使动作姿态更加优美。

训练方法一:练习者手扶肋木,用前脚掌站在凳子边上,利用体重上下压动,然后在踝关节弯曲角度最大时,停留片刻,以拉长肌肉和韧带。

训练方法二:练习者跪坐在垫上,利用体重前后移动压足背,也可以将足尖部垫高,使足背悬空,做下压动作,这样强度更大一些。

训练方法三:练习者坐在垫子上,在足尖部上面放置重物,压足背。

另外,腕关节柔韧性可采用靠墙倒立,重心前后移动的俯撑,以及用左右手掌心相互压左右手四指的连续推压动作进行练习。

第五章　运动损伤各论

运动中常见的损伤为骨骼肌急性损伤、关节韧带扭伤及各种劳损性病变。熟悉体育运动中一些常见伤病的现场处理、伤后康复训练及预防措施对体育教学和训练具有重要意义。

第一节　肌肉及其附属结构损伤

肌肉及其附属结构损伤是运动中较常见的损伤。肌肉附属结构通常包括筋膜及覆盖于肌腱表面的腱围、包裹肌腱的腱鞘，以及位于肌肉或肌腱周围的滑囊、籽骨。在运动过程中，这些结构既可发生急性创伤，也可发生慢性劳损。本节主要介绍骨骼肌急性损伤及肌腱损伤。

一、骨骼肌急性损伤

骨骼肌急性损伤主要包括肌肉挫伤和肌肉拉伤，是体育运动中常见的损伤，占所有运动损伤的 10%～30%，但由于伤后大多不影响日常生活，伤者往往忽视了对其处理，过早恢复运动，以致造成不良后果。

（一）解剖生理、生物力学机制

人体肌肉众多，形状各异，但基本结构相似，由肌腹和肌腱两部分构成。整个肌腹外包有结缔组织形成的肌外膜。肌外膜发出纤维性间隔进入肌腹将其分隔形成较小的肌束，包被肌束的结缔组织称为肌束膜。肌束则由众多具有收缩能力的肌纤维构成，每个肌纤维外又包有一层薄结缔组织膜，即肌内膜。骨骼肌含丰富的血管，运动时由于血管开放、血流量大，一旦损伤往往出血较多，易造成血肿。如肌外膜无损伤，可发生肌肉内出血；如连带肌外膜受损，血液则从肌肉内外溢，形成肌肉间出血，在伤后 1～2d 伤部远端皮肤可呈现淤紫。一般肌肉内出血需较长时间才能恢复。

肌纤维按组织学和生理特征可分为Ⅰ型（红肌或慢肌纤维）和Ⅱ型（白肌或快肌纤维）肌纤维：Ⅰ型肌纤维富含线粒体及肌红蛋白，但肌原纤维较少，以脂肪为主要能源进行有氧代谢，对低强度运动反应较好，耐受疲劳的能力较强；Ⅱ型肌纤维线粒体及肌红蛋白含量较少，但肌原纤维较多，以糖为主要能源，进行无氧代谢，对高强度、爆发力运动反应较好，但容易疲劳。通常人体肌肉都是由混合型肌纤维组成，但快肌纤维含量高的多关节肌在运动中存在较大的损伤风险。肌肉急性损伤既可由直接暴力引起肌肉挫伤，也可由间接暴力引起肌肉拉伤。

1. 肌肉挫伤

挫伤是指人体某部位遭受钝性暴力作用而引起该处及其深部组织的闭合性损伤。常由于接触性项目中碰撞或踢打所致。轻者仅伤及皮肤及皮下组织，重者可伤及深部的肌肉、骨、内脏或脑组织等。肌肉挫伤指局部受到钝性物体的直接撞击致肌肉损伤，好发于股四头肌、胫骨前肌和腓肠肌，损伤部位多位于靠近骨的深部肌组织，但也可发生于较浅表的肌肉组织。

2.肌肉拉伤

肌肉拉伤是指肌肉主动强烈收缩或被动拉长超过了肌肉的承载能力造成肌纤维或（和）结缔组织的断裂。肌肉拉伤多发生在跑跳等爆发力项目，致伤动作主要是运动中突然减速、加速、急停、变向，尤其是加速、减速（向心收缩、离心收缩）迅速转换。准备活动不足、身体疲劳、技术动作错误、气温过低、湿度过高等外因，以及肌肉的柔韧性不足、力量差或肌力不平衡等内因皆是肌肉拉伤的重要诱因。当肌肉极度离心收缩或被动过度拉长，尤其肌肉被动不足时，超过了肌肉所能伸展的限度即会造成肌肉拉伤，此时拉伤部位多位于近端肌腹/肌腱交界或腱止点；另外，当肌肉强烈向心收缩，尤其肌肉主动不足时，超过了肌肉允许的抗张强度也可致肌肉拉伤，此时拉伤部位多位于肌腹或远端肌腹/肌腱交界，拉伤的肌肉多为快肌纤维比例高的多关节肌群，如腘绳肌、股内收肌。根据肌肉断裂程度，肌肉拉伤可分为3度。

（1）轻度（Ⅰ度）肌肉拉伤：仅有很少肌纤维撕裂，没有或仅有少量的力量下降和活动受限，不过主动收缩或被动牵伸时会有轻度疼痛或不适感，但是轻微的肌肉拉伤也可能使运动员感到很痛苦。

（2）中度（Ⅱ度）肌肉拉伤：肌肉有撕裂，但没有完全断裂，肌力明显下降。肌肉收缩时疼痛明显。

（3）重度（Ⅲ度）肌肉拉伤：肌肉完全断裂，功能完全丧失。

（二）临床表现

明显的挫伤史或肌肉拉伤史，伤后局部疼痛、肿胀、皮下淤血和压痛；肌肉拉伤时患者自觉伤处有被击打了一下似的感觉或有剧痛（近端拉伤多引起剧痛，远端拉伤通常疼痛较轻，有时疼痛次日才较明显）；肌肉主动收缩或被动拉长时疼痛加重。检查：活动受限，肌肉抗阻试验阳性（疼痛或肌力减弱）。如肌肉完全断裂则当时可闻及响声，剧痛，断裂处凹陷，肌腹形成肿瘤样畸形或收缩时形态异常。常见肌肉挫伤和肌肉拉伤有以下几种。

1.股四头肌挫伤

股四头肌挫伤多见于足球、篮球、摔跤等身体对抗项目。大腿撞伤后局部疼痛、肿胀、僵硬、跛行。膝关节活动度检查，如膝主动活动度小于90°，多为肌肉内出血，严重者膝主动活动度小于45°，不能行走。

2.股直肌拉伤

股直肌拉伤多见于短跑、足球、跳跃等速度项目。致伤动作主要为剧烈的屈髋伸膝，如正脚背踢球。损伤多位于肌腹或远端肌腹/肌腱交界。表现为局部撕裂感或闪痛、肿胀、跛行，如俯卧膝屈幅度大于90°多为轻度拉伤，小于90°多为中度拉伤，小于45°多为重度拉伤。

3.大腿后肌群拉伤

大腿后肌群又称腘绳肌，由股二头肌、半腱肌和半膜肌组成，损伤多见于需要突然加速奔跑的运动项目（如短跑、跨栏和足球）。损伤动作主要是髋关节极度屈曲时膝关节猛烈伸展，如冲刺或正脚背踢球动作，或是剧烈的屈膝伸髋，如后蹬、踏跳动作。损伤多位于近端肌腹/肌腱交界或腱止点。表现为局部剧痛，被迫终止活动，肌力下降，无法快速跑步。

4.大腿内收肌拉伤

大腿内收肌群位于大腿内侧，包括浅层的耻骨肌、长收肌和股薄肌及深层的短收肌和大收肌。损伤多见于足球、短跑、骑马、体操、健美操、武术、跨栏等专项训练。致伤动作常见为髋关节过度外展外旋，如足球中的断球动作，或是大腿猛烈内收，如脚背内侧踢球。损伤部位多见于耻骨的腱止点或近端肌腹肌腱交界处。表现为腹股沟处突然剧痛或闪痛,活动后疼痛明显,伤后2～3d局部肿胀、青紫,抗阻试验阳性。

5.小腿三头肌拉伤

小腿三头肌拉伤多见于跳跃和速度为主的运动项目,如网球、足球、羽毛球、篮球、排球、跨栏、中短跑等。致伤动作常为膝伸直、踝过度背屈的同时突然踝关节猛烈跖屈,如小腿后蹬发力。损伤部位多位于腓肠肌内侧头肌腹或远端肌腹/肌腱交界处。伤后突感局部有球或物体击打样闪痛,局部肿胀、压痛,不能用脚尖行走。

6.髂腰肌拉伤

髂腰肌拉伤多见于足球、跳高、跨栏和划船等项目。致伤动作主要为猛烈屈髋时突遇阻力。损伤多位于远端肌腹/肌腱交界处。表现为腹股沟处疼痛,屈髋活动诱发疼痛,肿胀,抗阻试验阳性。

7.腹直肌拉伤

腹直肌拉伤多见于网球、举重、足球和划船等项目。致伤动作主要为强烈挺腹/收腹动作,如足球射门、网球发球等。损伤多位于远端肌腹/肌腱交界。表现为局部剧痛,抗阻试验阳性。

(三)现场评估和处理

有明显挫伤史或肌肉拉伤史,伤后局部疼痛或闪痛,应迅速采用PRICE处理20～30min(在冰块拿来之前可先用中指指腹压住痛点并点振)。现场处理后,处理方案可根据检查受伤的程度而定。如果是完全断裂或有明显血肿者应送医院;如为轻中度损伤,则继续采用PRICE治疗,24～48h内可每隔1～2h冰敷一次,同时在无痛范围尽早进行轻缓的滑摩和负重以促进愈合质量。进行PRICE治疗时应将受伤肌肉固定于轻度拉长位,并局部制动休息2～3d,如大腿挫伤,髋关节和膝关节宜保持在屈曲位固定。之后按闭合性软组织中后期处理方法,其中康复练习最重要,而按摩、牵引、电疗等物理疗法有助于促进伤部血肿吸收,减少局部瘢痕形成。对于肌肉挫伤及有明显血肿者禁止早期按摩,以防诱发骨化性肌炎。

(四)伤后康复训练

在受伤2～3d疼痛明显减轻后开始进行康复练习。轻度拉伤和较轻的肌肉血肿采用弹性绷带来保护,并尽早负重,同时开展关节活动度及肌力训练,康复练习开始时进行无负重的静力练习,待肌肉活动不引起疼痛时即可过渡到动力练习,从不负重练习,如水中行走、骑功率车,至负重的动力练习,但要注意控制负荷,循序渐进,优先采用肌肉耐力练习,然后是肌肉力量练习,最后是爆发力练习。其间训练前可热疗,训练后进行局部的冷疗或进行冷热交替治疗。在热疗的同时进行不产生疼痛的主动或被动的牵伸练习。恢复期伤后力量练习应当是全方位的,即开链与闭链运动、向心与离心运动相结合,并应与牵伸练习结合。功能期应注意神经肌肉练习,重返训练前强调离心练习、爆发力练习及整个动力链的康复,并在教练员和体能教练监督下开始渐进性专项训练。一般肌肉之间出血者2～4周可重返训练;而肌肉内有明显出血者多要6～12周才能恢复。

(五)预防

肌肉挫伤预防:易伤项目的运动员在训练和比赛中,尤其应注意针对专项技术的特点有选择地佩戴必要的保护用具(如头盔、护腿板、护肘、护肩、护腕等);加强对裁判员业务水平和执法力度的监督和检查,以减少运动中因人为的非正常身体接触所造成的挫伤。体育管理部门和教练员应对运动员加强思想品德的教育和个人修养的正确引导,增强运动员的自律意识和对体育法规的认知。提倡良好的体育道德风尚和文明的比赛作风。

肌肉拉伤预防:根据专项技术的特点对易伤肌群进行有针对性的增强肌力和柔韧性训练,特别应重视加强薄弱肌群的肌力练习,肌力练习时要注意离心收缩练习,主动肌与拮抗肌平衡。运动前合理的准备活动和充分的肌肉伸展性练习是预防关键。在身体疲劳、生病等机能状态不良的情况下,不应勉强参加大强度的训练和比赛。运动员自觉肌肉发紧、僵硬时,应注意减小运动的强度,避免进行肌肉过度牵拉的活动。

二、肌腱损伤

肌腱基本功能是将肌纤维产生的力传递至骨,从而产生动作并维持关节稳定。一些肌腱周围常有腱围或腱鞘保护。肌腱连同腱围或腱鞘都是较容易发生劳损的组织,既可单独发生劳损,也可合并发生。肌腱劳损出现的疼痛传统上认为是由炎症引发,但目前形态学检查劳损肌腱较少发现炎症细胞,而是存在腱纤维退行性变,并建议用"腱病"取代"腱炎",不过腱病初期炎症可能仍是重要原因。目前建议分以下4种类型:①腱旁炎,指仅腱围或腱鞘存在炎症。②肌腱炎,指肌腱存在炎症。③腱病。④腱旁炎合并腱病。

(一)解剖生理、生物力学机制

肌腱是由肌腹中的肌内膜、肌束膜和肌外膜向两端延伸形成的圆柱状或扁平状胶原纤维束构成。部分肌腱表面有腱围或腱鞘覆盖以保护肌腱。腱围位于肌腱和深筋膜之间,由覆盖于肌腱表面的疏松结缔组织构成,又称润滑层,呈层状分布。每层都有各自独立的血管供血,各层之间由结缔组织相连,其间有血管相通。润滑层之间可相互移行滑动,具有营养和保护肌腱的作用。肌腱没有收缩能力,却有很大的抗张力作用,但不能抵抗剪切力。肌腱腱纤维相互交织呈辫状小腱束,再由其构成网状抵止于骨。肌腱较肌腹坚韧,但较细,含血管少,供血供随年龄增长有减少趋势,尤其是较长肌腱的中段。正常情况下肌腱纤维呈波浪状,拉长2%波纹消失,拉长4%～8%腱纤维微细损伤,拉长8%～10%以上腱纤维急性完全断裂。

由于肌肉比肌腱通常会更快适应负荷刺激,因而过快过大地提高负荷或急性骨骼肌拉伤后过早重返运动是造成肌腱或其腱止点劳损的重要原因。另外,技术动作操作不当、运动装备问题(如球拍、跑鞋)、场地过硬、天气寒冷等也是重要外因;而解剖学异常(如扁平足)、肌力弱或不平衡、柔韧性差、年龄、性别、代谢紊乱等是重要内因。劳损机制:一是反复超出生理范围(4%～8%)的牵拉,造成微细损伤,反复微细损伤累积超越了自我修复能力;二是反复牵拉使腱内或腱围血管受损,引起血管腔变窄、血管硬化,使肌腱或腱围的血供减少,缺氧致腱纤维或腱围组织变性、增生等。运动中较常见的肌腱劳损有跟腱腱病、髌尖末端病及前述的常见骨骼肌损伤(肌腱)等腱病。损伤部位多在肌腱中部或肌腱附着区(即末端病)。有时在劳损基础上,突然过大负荷动作则可造成急性肌腱炎,肌腱部分或完全断裂。

(二)临床表现

主要症状是疼痛。晨起时肌腱僵硬和不适是早期典型症状。疼痛可分以下几个递进阶段:疼痛仅在大运动负荷后出现;准备活动时疼痛,活动开后疼痛消失,运动后又出现;活动时和活动后疼痛,但能参加训练和比赛;活动时和活动后疼痛,无法参加正常训练;疼痛持续,甚至休息时仍疼痛。检查相应肌肉抗阻试验呈阳性。

常见肌腱腱病有：

1. 跟腱腱病

跟腱是小腿三头肌的肌腱，其背面有腱围。多见于体操、羽毛球、网球、跑步、跨栏等项目，损伤部位常在肌腱中部或跟腱末端，可伴腱围炎，有时可致跟腱撕裂。检查肌腱或腱围有压痛，肌腱增粗变形，踝背伸 20°用力蹬地疼痛加重。

2. 髌腱腱病

髌腱腱病又称跳高膝，髌腱是股四头肌肌腱，其前面有腱围。多见于排球、篮球、跳高等需下肢爆发力的弹跳项目，损伤部位多在髌尖末端（此时又称为髌尖末端病），可伴腱围炎。伤后下楼梯或长时间膝屈坐时易诱发疼痛，检查膝伸时局部压痛、伸膝抗阻在 90°时疼痛加重。

另外出现以下情况应考虑肌腱断裂：

(1)受伤时听见响声或自觉被击打感。

(2)患处疼痛剧烈，肿胀、淤紫。

(3)肌腱外形消失，断裂处凹陷。

(4)肌肉功能丧失，如跟腱断裂检查时捏小腿三头肌无踝跖屈动作，捏股四头肌无伸膝动作。肌腱断裂常无预兆，多见于 30～50 岁者参与需爆发力的动作时。

(三)处理

改变训练手段，调整运动量，矫正错误动作、异常姿势或装备，减少或必要时停止致伤动作等以减轻肌腱承受的负荷。保守治疗主要是采用离心训练结合冲击波等手段，也可采用低度激光、离子导入等物理治疗以及按摩、中药熏洗等辅助手段。对于肌腱部分或完全断裂者应将伤部固定后送医院处理。

(四)伤后康复训练

离心训练是治疗和预防腱病的重要手段。如跟腱腱病离心练习，患者站立在台阶边缘，前足承受重力，足跟悬空。允许足跟在重力作用下下降，低于台阶。每次进行 3 组 15 次的重复练习。最后 1：5 次练习会有一些不适，但整个过程中不应有明显疼痛，或疼痛不应剧烈，每日 2 次。开始时整个过程中两足承受重力相等，慢速放下，逐步过渡到患腿承重，增加放下的速度，最后还可以增加肩部重量。髌腱腱病离心练习，患者开始可在 20°向下斜坡上，下蹲至膝关节屈曲约 90°(慢下快起，维持约 2s)，每日 2 次，每次 3 组，每组 15 次，然后逐步增加坡度及下蹲速度。另外肌肉的牵伸应作为练习时整理活动的常规内容。

运动训练前可热疗。运动训练时合理使用保护支持带保护受伤肌腱以减轻肌腱承受的张力。运动训练后冰敷或冷盐水浸泡 5～10min，冷热交替，并注意加强肌肉的放松性按摩。

(五)预防

发展有关的肌肉力量(尤其是肌肉离心力和爆发力)和伸展性，避免局部负荷增加过大过快是预防的关键。研究认为，发达的肌肉可吸收运动中产生的能量，从而减少对肌腱和腱止点的牵拉，因此从事竞技训练的运动员，应注意发展与其专项技术有关的肌肉力量，如超等长力量练习。同时运动前做好准备活动，注意运动装备，矫正错误动作及异常姿势等。另外，尽早发现问题、及时调整对预防腱病的发生具有重要作用。

第二节　损伤性腱鞘炎

腱鞘炎是关节周围的腱鞘组织发生炎性改变,其发生与局部过劳有密切关系。多见于举重、射击、体操、竞走等运动项目。好发的腱鞘炎有桡骨茎突部腱鞘炎、手指屈肌腱鞘炎、肱二头肌长头腱腱鞘炎、踝部腱鞘炎。

一、定义

损伤性腱鞘炎是指由于肌肉反复收缩牵拉肌腱,导致腱鞘受到过度摩擦或挤压而发生的损伤。

二、局部解剖及病理

(一)局部解剖

腱鞘是包围在肌腱外面的鞘管,存在于肌腱经过关节而容易受到摩擦或者挤压的部位,例如腕、踝、手指等处。腱鞘可分为纤维层和滑膜层两部分,纤维层又称腱纤维鞘,位于腱鞘外层,为深筋膜增厚所形成的纤维性管道,起到滑车和约束肌腱的作用;滑膜层又称腱滑膜鞘,位于腱纤维鞘内,是由滑膜构成的双层圆筒形鞘,其内层包在肌腱表面,称为脏层,外层紧贴在纤维层的内面和骨面,称为壁层。脏、壁两层相互移行,形成腔隙,内含少量滑液,使肌腱能在鞘内自由滑动。

(二)病理

肌腱反复收缩与腱鞘之间长期发生摩擦,导致局部组织出现炎症,有组织液渗出,局部肿胀,纤维组织增生形成粘连,最后腱鞘肥厚、纤维化、狭窄,使得肌腱在鞘管中的活动受限,引发疼痛。

三、损伤原因

(1)训练负荷安排不当或者超出机体承受能力导致损伤。如训练中动作重复过多,肌腱在拉紧情况下滑动,肌肉反复牵拉肌腱,导致磨损和发生炎症,长期积累导致粘连发生。

(2)腱鞘部位受到撞击,或者由于动作过猛致腱鞘发生急性挤压、牵拉损伤。

四、征象

(一)症状

常见症状包括:局部疼痛、明显压痛,有时可见肿胀,根据部位不同而有所区别。

1.肱二头肌长头肌腱腱鞘炎

发生部位在肱骨结节间沟。网球发球,吊环、单杠、高低杠中的转肩,举重运动员抓举提铃是常见致伤动作。

2.腕伸肌腱腱鞘炎

在桡骨茎突部出现疼痛或加重。举重运动员的锁握、标枪运动员的持枪手,以及电脑工作者操作鼠标是常见致伤动作。

3.手指屈肌腱鞘炎

在掌指关节掌侧部出现疼痛或疼痛加重。柔道、中国式摔跤项目中抓摔对手时的用力是常见致伤动作。

（二）检查法

（1）肱二头肌长头肌腱腱鞘炎：肩关节结节间沟及其上方肱二头肌长头肌腱出现压痛是损伤的主要特征。做抗阻屈肘及前臂旋后动作时，在肱二头肌长头肌腱处出现剧烈疼痛，为Yergason征阳性，是判断肱二头肌长头肌腱腱鞘炎的主要依据。

（2）桡骨茎突腱鞘炎：完成患肢屈拇、握拳、腕关节尺侧倾动作时在桡骨茎突部位出现明显疼痛，即为芬氏征（Finkelstein试验）阳性，又称芬氏征检查法。是桡骨茎突腱鞘炎的临床检查方法。

（3）手指屈肌或手指伸肌的腱鞘炎：损伤手指屈伸活动受限，出现疼痛。在掌指关节掌侧出现压痛，手指做屈伸运动时会发生弹响，称为弹响指或扳机指。

（4）其他部位的腱鞘炎：局部有明显压痛，活动受限。

（5）抗阻试验阳性。

五、现场处理

（1）损伤急性期即刻冰块冷敷止血，后期外敷新伤药消肿止痛，局部制动、休息。

（2）避免或者减少导致损伤动作的练习。

六、伤后训练

（一）伤后训练

（1）损伤性腱鞘炎在急性期局部制动，损伤相应部位和关节避免活动。

（2）2～3d后，局部炎症减退，疼痛减轻，进行活动性恢复练习，在不引起明显疼痛情况下进行适当力量练习。

（3）必要时可以在佩戴保护支持带，如护腕、护踝等的情况下开始进行康复练习。

（二）慢性损伤

（1）伤后训练时以不加剧疼痛或导致疼痛重复出现为原则，逐渐增加关节的活动范围。

（2）在训练中多以静力性拉伸动作为主，减轻局部粘连，逐渐恢复关节的活动度。

（3）每次训练结束后，都必须配合局部的按摩放松。

（4）在训练中加入小重量力量练习，提高力量和相关关节的稳定性。

七、预防

（1）合理安排训练，防止局部关节过度负荷。

（2）运动前做好充分的准备活动和局部放松活动，同时配合运动后按摩和热敷对预防损伤性腱鞘炎有积极作用。

（3）加强局部肌肉的力量训练。

（4）保持正确的技术动作。

（5）在寒冷、潮湿的天气要注意保暖。

第三节　肩袖损伤

多发于肩部需要进行大范围活动的运动项目,如标枪、仰泳、排球、体操等,多由于负荷过度所致。轻者可发生肩袖损伤,重者可发生肌肉断裂。

一、定义

肩袖损伤是指肩袖结构由于急性或者长期超范围活动所导致的创伤。肩袖是由冈上肌、冈下肌、肩胛下肌、小圆肌的肌腱在肱骨头前、上、后方形成的袖套样肌样结构。与此关系密切的另一损伤是肩峰撞击综合征。

二、局部解剖及病理

(一)局部解剖

1.骨结构

肩关节是由近似圆球的肱骨头和浅而小的关节盂构成,虽然关节盂周缘有纤维软骨构成的盂唇来加深关节窝,仍仅能容纳关节头的 $1/4 \sim 1/3$。肩关节的这种骨结构形状增加了关节的运动幅度,但也减少了关节的稳定性。因此关节周围的肌肉、韧带在稳定关节中发挥了很大作用,相应也承担了较多的负荷,造成肩关节周缘附属韧带、肌肉等的损伤机会增加。

2.肌肉

肩关节深层肌肉的肩胛下肌、冈上肌、冈下肌和小圆肌的肌腱在经过肩关节囊前面、上面和后面时,与关节囊紧贴,并有许多腱纤维编入关节囊内,形成“肌腱袖”,对肩关节的稳定起重要作用。其中冈上肌、冈下肌和小圆肌分别起自肩胛骨冈上窝、肩胛骨冈下窝和肩胛骨外侧缘上 $2/3$ 背面,共同止于肱骨大结节,主要作用是使肩关节旋外和外展。肩胛下肌起自肩胛下窝,止于肱骨小结节,作用是使肩关节内收、旋内。

(二)病理

肩关节过度使用性损伤后出现肌腱的胶原纤维排列次序紊乱,胶原纤维增生,导致局部粘连、血管增生及瘢痕形成,这使得肩袖容易发生撕裂和反复损伤。

三、损伤原因及机制

(一)损伤原因

(1)准备活动不合理。

(2)肩部力量弱。

(3)肩部长期超范围活动。

(4)肩袖局部解剖特点导致其容易受到反复挤压和摩擦。

(二)损伤机制

(1)肩关节反复超范围活动造成肌腱受到挤压,如体操转肩、排球扣球等。

(2)肩关节不稳,反复发生撞击,造成肌腱滑束损伤。

(3)上臂遭受暴力直接牵拉或受外力作用突然过度内收,以及在肩袖上方或者下方的对冲性损伤都可能使肩袖受到牵拉而发生损伤。

四、征象

（一）症状

（1）多有急性损伤或反复、累积性损伤史。

（2）肩前方或肩峰处疼痛，不少人有撕裂或折断感，急性期疼痛剧烈，慢性期表现为自发性钝痛。

（3）肩部活动后疼痛加重，有时夜间疼痛加重，不能卧向患侧。

（二）检查法

（1）局部压痛可发生在大结节顶部、顶部的外侧，结节间沟处有压痛。

（2）肩关节外展功能受限制。患者抬臂力量减弱，虽然患者可以自由外展上臂，但只要外加轻微阻力，外展或前屈就有困难。

（3）肩痛弧试验：主动或被动使上臂外展时，60°以内不痛，60°～120°的弧度内疼痛出现或者加剧，超过120°疼痛减轻或者消失；若再将上臂内收，在60°～120°的弧度内疼痛再次出现或者加剧，小于60°后疼痛又减轻或者消失。

（4）可以出现冈上肌、冈下肌萎缩，冈下肌萎缩明显。病程长者小圆肌和斜方肌也有明显萎缩。

五、现场处理

（1）轻微损伤可进行冷敷、加压包扎、制动。

（2）部分撕裂者，其治疗主要是对症治疗，给予镇痛、止血、脱水、活血化瘀等药物治疗。同时配合局部痛点封闭、理疗，使运动员损伤肩外展、前屈、外旋位予石膏或外展架3～4周。

（3）伤后6周如果检查外展肌力仍差者应该进行手术修补。

六、伤后训练

（一）尽早开始活动，减少粘连

（1）轻微损伤在伤后2～3d即可进行活动，要控制运动量和运动强度，避免重复动作。

（2）部分撕裂在制动2周左右会有部分纤维结缔组织粘连融合，导致关节活动范围受限。因此在伤后应该尽早开始恢复活动，根据损伤程度不同恢复活动时间也有所不同。

活动方式包括：早期的肩关节被动屈伸、外旋，体前屈使上半身与地面平行，在健侧手臂保护的情况下前后、左右摆动患侧肩关节，绕环（画圈）动作，并逐渐增大活动范围，但不超过90°。

（二）恢复训练

（1）恢复活动范围。通过主动活动，不负重情况下，完成肩关节各个方向的屈伸、外展内收、绕环。

（2）恢复肩关节稳定性力量。利用小力量、多次数训练模式，提高肩关节稳定性力量，可以利用哑铃操进行肩关节屈伸、外展、绕环运动，在不稳定界面上进行腹桥练习，既锻炼核心区域力量又提高肩关节控制能力。

（3）提高肩关节动力性力量。加入重量较大的负重，完成扩胸、外展、投掷挥臂等动作，提高肩部力量，完成功能恢复过程。

七、预防

(1)加强准备活动。

(2)加强肩关节周缘肌肉力量及肩部柔韧性训练。可用一定重量的物品置于肘部,平举至与肩同高,持续 1～2min 为一组,每次 4～6 组,每组间歇时注意放松,放松时肩部进行正压、反拉及前后绕环练习。

(3)控制训练中的肩部负荷,注意训练后的局部反应。

(4)掌握正确的技术动作。

(5)重视训练后整理活动。

(6)肩关节在外展位时肩峰与肩袖之间的磨损最大,因此在这个体位练习提高肌肉力量,减少在运动中关节活动对肌腱的牵扯,从而起到保护肩袖的作用。

第四节　网球肘

一、定义

网球肘(又称肱骨外上髁炎)是伸指伸腕肌的起点处发生的腱止点损伤,是由于前臂伸肌的反复牵拉导致局部过度使用性损伤。多见于网球、羽毛球运动员。

二、局部解剖及病理

大部分做伸腕动作的肌肉附着在肱骨外上髁及邻近深筋膜,其中桡侧腕长伸肌、桡侧腕短伸肌、指伸肌、小指伸肌和尺侧腕伸肌都起自肱骨外上髁及邻近深筋膜,分别止于第 2 掌骨底、第 3 掌骨底、第 2～第 3 指中节和远节指骨底以及小指中节和远节指骨底以及第 5 掌骨底。这些肌肉主要作用是伸腕、伸指以及外展腕关节。

基本病理变化是退行性改变为主,局部反应多有肿胀、渗出或粘连等。

三、损伤原因及机制

(一)损伤原因

(1)力量不足或者负荷量超出肌腱止点承受能力、训练水平低、准备活动不充分、天气寒冷等。

(2)训练单调,简单动作重复过多。如网球的单反、羽毛球反手击球在训练中练习过多;一些工厂流水线上的工人长期进行简单劳作。

(3)负荷强度突然增大。

(二)损伤机制

1.过度使用

在肘关节部位,屈肌力量明显大于伸肌,即伸指、伸腕肌力相对较弱,反复屈伸、旋外活动的牵拉导致微细损伤不断积累,使附着部位的肌腱止点、筋膜发生损伤。

2.退行性变

随着损伤时间的延长,如果导致损伤的应力特性得不到改善,局部的损伤部位将发生组织学改变,并伴随有肌腱和止点功能的退化。

病理改变包括局部的细胞数量增多、排列紊乱,胶原纤维比例改变,血管增生,骨质增生,这些改变导致局部出现疼痛等相应症状。

四、征象

(一)症状

(1)肘关节外髁处疼痛,并向前臂放射,尤其是在前臂外旋时疼痛明显。

(2)局部压痛。

(二)检查法

(1)伸指、伸腕抗阻试验阳性。

(2)腕伸肌紧张试验(Mills sign)阳性。检查方法是要求被检查者先屈肘、屈腕、握拳,然后前臂内旋的同时伸肘、伸腕,这时如果出现肱骨外侧髁处疼痛即为阳性。

五、现场处理

(1)急性损伤按照急性闭合性软组织损伤处理原则和方法进行即可。

(2)避免重复动作 2～3d。

六、伤后训练

伤后症状明显减轻后开始恢复训练。

(1)从静力性练习开始

1)保持屈肘负重伸腕的动作,时间逐渐延长。

2)保持屈肘负重屈腕的动作,时间逐渐延长。

3)保持屈肘负重外展手腕的动作,时间逐渐延长。

4)保持屈肘负重内收手腕的动作,时间逐渐延长。

(2)逐渐过渡到动力性练习,同样动作按照徒手到负重的顺序进行,并且注意每次练习后都要做相应肌肉的拉伸练习。

(3)练习时在前臂肌肉最粗的部位佩戴保护支持带,如果练习后出现疼痛加剧或者感觉肿胀,应进行 1～2 次冰敷。

七、预防

(1)掌握正确的技术动作,并选择适合自己能力的技术动作,如网球运动员尽可能采用双反。

(2)选择合适的护具或者器材,需要考虑器材的弹性、硬度、重量、平衡点等。

(3)注意训练中和训练后的牵拉、放松活动。

(4)训练前预防损伤的练习动作。

1)握捏网球练习。伤侧手握捏网球 2～3min,每天 3～4 次。

2)屈腕练习。保持伤臂伸直,手掌向下,另外一只手压在伤侧手背部,向下压使伤部感受到明显牵拉,但是不要产生疼痛。

3)转腕练习。双手握拳,屈肘于身体两侧,手腕向不同方向旋转 5 次。肘关节伸直,重复上述转腕动作。

第五节　下腰痛

下腰痛有急性和慢性两种情况,发生原因复杂,可以由多种疾病和损伤引起。可以涉及肌肉、韧带、筋膜、神经等多种组织。

运动员的慢性腰痛特点:较常人多发并且严重,这是由于训练容易导致此类损伤发生。另外,多数运动员由于各种原因不愿意停止训练或者减少训练以进行治疗。

一、局部解剖及病理

(一)局部解剖

下腰部主要指腰椎部分,损伤可以涉及肌肉、筋膜、韧带、小关节。腰椎具有前凸的生理弯曲结构特征,是腰部受力最大的部位。

(二)病理

1.损伤性质

将腰痛分为急性和慢性损伤是不合理的,因为所谓的慢性腰痛并非持续存在,而是以一个长期波动的形式存在。

2.损伤组织

下腰痛的情况要比急性腰扭伤复杂,可以由于坐骨神经痛、韧带损伤、椎间盘退行性变、椎管狭窄、脊柱骨折、肌肉韧带拉伤等引起,坐骨神经痛、椎间盘突出、椎管狭窄、脊柱骨折等属于临床治疗的范畴不在本节讨论的范围之内。

3.病理改变

下腰痛被认为是一种退行性改变,由于结构改变,组织增生、粘连,导致局部活动度下降,没有血管部位出现血管、神经增生导致疼痛出现,往往伴随有组织强度、肌肉力量降低。

二、损伤原因及机制

(1)肌肉、筋膜、韧带退行性改变:长期过度负重或长期腰部姿势不良,使腰部肌肉、韧带持久地处于紧张姿态。如自行车运动中的持续弯腰,射击运动中的经常脊柱侧弯姿势。这种长期积累性劳损或者反复损伤,使肌肉韧带弹性下降、功能退化、恢复能力降低而出现相应症状。

(2)各种结构及功能改变导致局部代偿和受力改变:由于脊柱生理弯曲改变、侧弯等造成腰部肌肉、韧带的受力改变,引起慢性腰肌劳损。

(3)各种原因引起的小关节功能紊乱,导致局部急性炎症反复发作、肌肉痉挛。

(4)核心区域力量差:力量不足导致完成动作中发生微细损伤(延迟性肌肉酸痛也可以被认为是一种微细损伤的表现),如果在训练后没有足够的恢复时间,积累到一定程度也可能导致下腰痛发生。

三、征象

(1)无明显的外伤史。

(2)腰部经常感到酸痛或胀痛,弯腰有时较困难,长时间保持一个姿势疼痛加剧,适当活动或经常变换体位症状可减轻。

(3)脊柱生理弯曲改变。

(4)脊柱两侧或髂嵴后部或骶骨后面的肌肉附着点及棘间、棘突部位压痛。

(5)腰部活动功能多无障碍,严重者可稍有受限。

(6)直腿抬高试验阴性。

(7)无放射性疼痛或者窜麻向下超过膝关节现象。

四、现场处理

下腰痛不是急性损伤,偶有急性发作可以参照急性腰扭伤处理。

五、伤后训练

1. 功能退行性改变的下腰痛需要通过合理训练来改善

(1)避免超负荷训练,尽量采用小重量、多次数的深蹲练习,如果需要采用大重量练习,要加强互相保护和使用保护腰带。

(2)通过核心区域"弱链"评价,诊断主要力量薄弱点,设计有针对性的力量训练方法。

(3)重视在训练后进行充分的整理活动,通过牵拉、疲劳部位按摩、温水浴等促进肌肉疲劳消除。

2. 对脊柱结构有先天性或者后天性损伤者需要请医生进行诊断,并给出具体建议

(1)根据具体情况决定是否继续训练。

(2)可以训练者,需要全面加强核心区域和髋关节、膝关节相关区域的稳定性力量练习。

(3)小关节紊乱复位后一般休息 1～2d 即可恢复训练。

六、预防

(1)合理控制训练量和局部负担,通过合理安排训练内容来减轻下腰部负荷量。

(2)进行充分的准备活动和整理活动,避免局部疲劳积累和反复损伤。

1)准备活动部分要有充分的腰部前屈、后仰、侧向运动和不同方向的绕环,但是要注意避免在体前屈位置下的转体,这个动作容易导致小关节错位、筋膜撕裂。

2)整理活动需要包括准备活动时的各方向活动,同时需要加强背部肌肉的牵拉,可以通过坐位并腿体前屈、分腿体前屈的动作进行牵拉放松。

3)改进技术动作,减少腰部负担:①提拉重物时尽量靠近身体,尽量多使用下肢力量来作为上拉重物的核心力量。②通过动力性背肌练习,提高背肌力量,减轻腰部负荷的相对强度。

4)通过"弱链"诊断,有针对性加强核心稳定性力量训练。①通过功能性动作筛查(FMS),结合专项特点诊断"弱链",制定有针对性的加强训练方案。②根据条件,通过创造不稳定支撑面来提高身体控制能力,获得核心力量的提高。③核心力量的提高要与肩关节、髋关节稳定性力量提高相结合,获得"核心柱"力量整体的全面改善。

第六节　骶髂关节损伤

骶髂关节损伤(也叫骶髂关节功能紊乱)是指由于该关节活动度异常、关节面位置发生改变,导致周围组织受到挤压而出现局部疼痛的现象。

本损伤在运动员的发生率明显高于普通人,其中划艇、越野滑雪运动员这类损伤发病率高,而骶髂关节损伤导致的腰痛有报道占到下腰痛的 20%左右。

一、局部解剖分析

骶髂关节位于骨盆后部,是连接骨盆和脊柱的关节,主要承受脊柱向下的力量,在运动中它会承受更大的负荷。骶髂关节面由骶骨侧方的耳状面与骨盆后部的耳状面构成,骶骨的关节面朝向后外,其前面较后面宽。相对的关节面之间间隙很小,关节面粗糙不平使两关节面密切相嵌,此关节活动度很小,属于平面关节;前后有骶髂前韧带、骶髂后短韧带、骶髂后长韧带、骶髂骨间韧带、骶结节韧带和骶棘韧带进行固定。

骶髂关节是微动关节,虽然周围有很多肌肉,但是起固定作用的主要是韧带。

骶髂关节损伤多为急性损伤,局部可发生炎症、肿胀以及伴随有神经刺激症状。

二、损伤原因及机制

(1)剧烈运动、撞击、外伤等;导致骶髂关节半脱位。

(2)长时间姿势不良情况下工作:皮划艇运动的上体大幅度摆动和用力;越野滑雪运动的下肢向后外侧用力蹬雪。

(3)骶髂关节活动度异常:过度松弛或者活动过度受限,导致受力时关节面发生移位或者周围软组织拉伤。

三、征象

(1)急性发作期,在下腰部一侧可出现疼痛,大多较为严重,放射至臀部或腹股沟区,但一般不会放射到坐骨神经的小腿分布区。

(2)患侧脚不敢着地,臀部不能坐凳子。

(3)骶髂关节处可有局限性压痛。

(4)直腿抬高患侧受限,并有骶部疼痛。

(5)骨盆分离试验("4"字试验)阳性。

(6)髋外展抗阻试验阳性。

四、现场处理

(1)卧硬板床休息。

(2)疼痛明显者,找医生进行检查和处理。

(3)按摩、冷敷、理疗可以缓解症状,通过手法整复可以很快缓解症状。

五、伤后训练

(1)急性期过后,开始恢复训练,注意控制腰部用力动作的幅度。

(2)增加脊柱活动度功能练习,恢复活动范围,提高柔韧性。

(3)通过骨盆稳定性练习,提高机体下腰部、髋关节的控制能力。

(4)注意核心区域力量练习,消除"弱链",矫正脊柱生理弯曲异常。

六、预防

(1)避免腰部过度负重。

(2)加强腰部稳定性力量练习,提高身体功能性控制能力,此能力涉及躯干、肩带、骨盆力量的协调性、均衡性。

(3)训练后通过放松跑、牵拉来消除肌肉疲劳,恢复结构间的正常关系。

第七节　膝关节急性损伤

膝关节急性损伤包括半月板撕裂、十字韧带拉伤和膝关节侧副韧带扭伤3种常见损伤,由于膝关节结构的复杂性和相关性,上述3种损伤可以单独发生,也可能合并发生。

一、半月板撕裂

(一)局部解剖及病理

1.局部解剖

半月板位于膝关节内,起到加深关节窝,缓冲关节所受冲击力的作用。半月板损伤的关键是其矛盾运动的解剖特性,多发生于足球、篮球这类需要急转、急停的项目。

内侧半月板较大呈"C"形,外侧半月板较小呈"O"形,位于胫骨平台与股骨之间,外厚内薄,上面稍呈凹形,下面为平面。

膝关节屈伸运动时,半月板上面与股骨髁形成关节,当膝关节进行旋转运动时,半月板下面与胫骨平台形成平面微动关节,具有增加股骨髁关节窝深度和关节稳定性的作用。半月板的前后端分别附着在胫骨平台中间部非关节面的部位,在髁间棘前方和后方,这个部位又可称作半月板的前角和后角。

2.病理

半月板撕裂为急性损伤,急性损伤时以局部出血、渗出、急性炎症为主。由于半月板撕裂不需要尽早手术,形成慢性损伤后,局部的病理变化主要是形成滑膜炎,导致关节积液,有时会发生关节交锁,进一步加重滑膜炎和关节软骨损伤。根据撕裂形状不同,其对半月板的影响也有所不同。

(二)损伤原因及机制

1.损伤原因

(1)半月板前角受到挤压,如踢球踢空。

(2)膝关节屈伸的同时加扭转导致半月板产生矛盾运动,受到挤压和碾挫。如变向移动时没有将脚跟抬起而直接转体、起动可能导致半月板受到挤压而发生撕裂。

（3）内侧副韧带拉伤往往合并内侧半月板内侧缘撕裂,因为内侧副韧带和内侧半月板相连。

2.损伤机制

当膝关节屈伸时,半月板在膝关节内上面与股骨关节面形成关节;当膝关节半屈曲位做内旋或者外旋时,半月板的下面与胫骨面形成关节,当膝关节快速完成屈伸加旋转动作时会导致半月板产生不协调运动导致受到挤压和捻挫而发生损伤。

（三）征象

（1）疼痛、压痛。

（2）感觉膝关节不稳。

（3）关节交锁。

（4）肿胀为滑膜炎的表现,说明有关节积液,浮髌试验呈阳性,积液膨出诱发试验呈阳性。

（5）股四头肌萎缩。

（6）麦氏征阳性。完成膝关节内旋或者外旋的同时屈伸过程中出现疼痛或响声为麦氏征阳性,说明有半月板撕裂。

（四）现场处理

（1）局部冷敷、加压包扎、制动、抬高伤肢。

（2）如果疼痛和运动障碍比较严重,禁止运动员用伤肢走路,用夹板将膝关节固定在最舒适的位置,送医院进一步处理。

（五）伤后训练

（1）半月板撕裂一般不需要立即手术,是否需要手术根据运动项目、症状和训练后反应来决定。

（2）疼痛、肿胀基本消失后开始进行恢复关节活动度训练。

（3）尽早开始进行功能恢复训练。早期以静力性力量为主,通过靠墙静蹲、慢跑;而后加入半蹲负重练习,变向起动练习。

（六）预防

（1）训练中合理使用护具。

（2）注意避免损伤动作,如负重深蹲起时不要膝关节内扣。

（3）让运动员在赛季前进行合理的膝关节力量和柔韧性训练。

二、十字韧带拉伤

十字韧带也叫交叉韧带,是膝关节内限制小腿前后运动和旋转的两条主要韧带。十字韧带拉伤多发生于小腿受到向前或者向后方向的猛烈撞击,如足球比赛中被绊倒导致膝关节下方着地跌倒;两人对脚力量过大导致交叉韧带拉伤;女子篮球运动员落地的特殊受力情况导致前交叉韧带撕裂甚至断裂。

（一）局部解剖及病理

1.局部解剖

前交叉韧带起于外上的股骨外上髁内侧,向前、向下止于内下的胫骨平台内侧髁,限制小腿向前移动和内旋;后交叉韧带起于内上的股骨内侧髁,向后、向下止于外下的胫骨平台外侧髁,限制小腿向后移动和外旋。

2.病理

局部出血、渗出、关节滑膜炎。

(二)损伤原因及机制

1.暴力撞击

膝关节下方受到猛烈向前或者向后的撞击,撞击力超过韧带的承受力水平,导致撕裂发生。多见于足球这类有身体接触项目,主要由于犯规动作所导致,如蹬踏、铲球、对脚等。

2.落地应力

多见于女性,由于女性的骨盆特点导致落地时膝关节、踝关节的角度与男性不同,落地时膝关节受到的剪切力增大,加上髋关节和下肢力量的不足、膝关节屈肌与伸肌力量不均衡,导致前十字韧带撕裂甚至断裂。

3.急停转身

此动作导致小腿固定,但是股骨在身体力量的推动下向前运动,导致前十字韧带拉伤。

(三)征象

(1)损伤时有些人有撕裂感。

(2)关节不稳。

(3)关节剧烈疼痛。

(4)关节肿胀,这往往提示有关节内出血。

(5)膝关节活动受限。

(6)抽屉试验阳性:膝关节屈曲90°或者120°情况下,两手握住小腿上端,用力向前拉或者向后推,分别检查前、后十字韧带。如出现活动范围增大和疼痛,说明有十字韧带损伤或者断裂。

(7)陈旧性损伤者多可见到股四头肌萎缩。

(四)现场处理

(1)检查疼痛位置,是否肿胀,进行抽屉试验检查。如果断裂或者部分撕裂,找急救人员进行处理。

(2)冷敷15~20min,等待急救人员到来。

(3)如有撕裂或者断裂,需要石膏固定数周或者尽早手术重建。

(4)如果抽屉试验阴性,没有部分断裂和全断,则需要减少活动,休息时抬高患肢。

(五)伤后训练

手术后的休息时间需要根据医生要求进行,恢复训练的第一步是需要进行关节活动度恢复,然后进行功能训练,主要是恢复股四头肌力量及小腿三头肌力量。恢复训练需要6个月左右的时间。

(六)预防

(1)跳深练习提高下肢协调性和耐力。

(2)灵敏性练习提高下肢灵活性。

(3)核心稳定性训练提高身体控制能力。

(4)动态神经肌肉控制训练对提高膝关节稳定性有益。

(5)通过力量训练提高股四头肌与腘绳肌之间的力量平衡性,加强髋、膝、踝关节周围肌肉力量。

(6)提高单腿控制能力,主要涉及臀部肌肉(特别是臀中肌)。

(7)提高突然减速能力。

三、膝关节侧副韧带扭伤

(一)局部解剖及病理

1.局部解剖

膝关节侧副韧带呈扁平状、三角形,包括内侧副韧带和外侧副韧带,内侧副韧带分为前纵束、后上斜束和后下斜束,外侧副韧带为束状。膝关节伸直时侧副韧带拉紧,屈曲时松弛,所以在半蹲位容易拉伤。

2.病理

侧副韧带拉伤为急性损伤,局部会有出血、渗出,进而导致炎症反应。损伤局部的出血部位在伤后12h开始有肉芽组织长入,进而通过机化过程而完成瘢痕修复。

(二)损伤原因及机制

(1)膝关节外侧受到撞击会导致内侧副韧带损伤;内侧受到撞击(少见),可导致小腿内翻,导致外侧副韧带损伤。

(2)韧带受到直接撞击。

(3)小腿被动外翻或者内翻,如足球对脚、滑雪板内侧碰到障碍物。

(三)征象

(1)局部疼痛,可有肿胀。

(2)侧副韧带位置压痛。

(3)侧扳试验阳性。

(四)现场处理

(1)判断损伤

1)根据损伤动作判断可能的损伤。

2)寻找压痛点确认损伤韧带。

3)进行侧方应力试验,膝关节内侧或者外侧局部出现疼痛说明有韧带损伤;同时注意关节活动度是否有异常增大,如果有增大说明有部分撕裂的可能,如果有开口说明韧带断裂。如果有部分撕裂或者完全断裂的可能要尽快找医务人员来进行处理。

(2)冷敷:完成上述检查后,进行15～20min冷敷。

(3)加压包扎:利用弹力绷带进行加压包扎,以减轻肿胀,加速恢复。

(4)制动和抬高伤肢。

(五)伤后训练

伤后训练的开始时间取决于侧副韧带的损伤程度。

(1)轻度拉伤现场处理后休息2～3d,开始慢跑等轻微活动,活动强度以不引起伤部明显疼痛为标准。1周后带护膝或者用贴扎保护下基本可以进行正常训练。

(2)部分撕裂、全断裂需要石膏固定或者手术缝合,恢复训练时间需要根据医生建议进行。

(六)预防

(1)充分的准备活动,让韧带温度升高,逐渐适应负荷强度。

(2)避免动作粗野,学会自我保护。

(3)必要时使用护膝、贴扎来保护膝关节。

第八节　跟腱损伤

跟腱损伤在跑跳类项目运动员中多见,多发生于网球、羽毛球、跨栏、跳远、跳高项目。跟腱损伤可分为跟腱末端病和跟腱拉伤,前者是由于过度使用导致的慢性退行性改变,后者为急性部分撕裂和完全断裂,如网球腿就是腓肠肌肌腹与肌腱间连接处的撕裂。

一、局部解剖

跟腱长约 15cm,为人体最粗壮的肌腱之一,由小腿三头肌(比目鱼肌,腓肠肌内、外头)肌腱汇合而成。跟腱的主要功能是屈小腿和足跖屈,如果断裂,人的提踵功能受限或者丧失。

二、损伤原因及机制

(1)局部撞击:由于局部受到外力的直接撞击所致,如足球中被铲球所伤。

(2)反复牵拉:反复起跳、落地、转向、起动所产生的牵拉导致跟腱止点、肌腱发生急性拉伤,或者是反复微细损伤的积累。

(3)准备活动不充分,柔韧性差。

(4)负荷量增加过快,导致恢复不充分而形成过度使用性损伤。

(5)切割伤:由于受到锐利器械切割,导致跟腱开放性损伤。

三、征象

(一)急性损伤

(1)局部疼痛、压痛、肿胀。

(2)肌肉张力升高。

(3)跖屈抗阻试验阳性。

(4)踝关节背伸活动受限。

(二)跟腱断裂

(1)如果发生断裂,多感到脚跟部位受到用力打击。

(2)有时可以听到响声,出现剧烈疼痛。

(3)局部可以摸到凹陷。

(4)不能用脚尖行走。

(5)捏小腿三头肌试验阳性。

(三)过度使用性损伤

(1)跟腱部位压痛,跟腱变宽。

(2)力量下降。

(3)背屈活动度下降。

(4)训练开始时疼痛明显,活动开以后疼痛减轻。

(四)跟腱腱围炎

在跟腱腱围发生的过度使用性损伤,除了有局部压痛、发紧之外,以跟腱明显增宽为特征。

(五)网球腿

网球腿不是一个正规的定义,它是比目鱼肌肌腹与跟腱交界处的拉伤,可以有轻微拉伤、部分撕裂和完全断裂,属于肌肉拉伤。

(六)跟腱损伤阶段划分

根据跟腱不适与运动关系可以将其分为4个阶段。

阶段1:训练时不疼痛,但是早期下地时跟腱感到不适,稍微活动后不适消失。跟腱没有压痛。

阶段2:训练开始时疼痛,但是不影响运动能力。跟腱有轻微压痛。

阶段3:训练时跟腱疼痛,影响运动能力。早期疼痛、发紧,活动开以后减轻,训练后疼痛重新出现,在训练前、训练后有轻微跟腱压痛。

阶段4:明显影响跑跳能力,跟腱发紧和疼痛在全天的大部分时间存在。跟腱压痛持续存在。

四、现场处理

(一)急性拉伤

(1)进行保护、局部制动、冷疗、加压包扎和抬高伤肢处理。

(2)垫高鞋跟,减轻跟腱受到的牵拉。

(3)恢复训练时间取决于损伤程度。

(二)完全断裂

尽早送医院进行处理,是否手术取决于断裂位置。

五、伤后训练

(一)慢性损伤

(1)通过牵拉训练提高柔韧性,恢复踝关节活动度。

(2)通过提踵、斜坡行走、上下台阶提高跟腱承受负荷能力。

(3)改变落地方式,改变运动鞋有时也会获得效果。

(二)跟腱断裂

1. 保守疗法

(1)石膏固定8周,踝关节固定在略微跖屈位,避免跟腱受到牵拉。

(2)拆石膏后,在足跟部垫鞋垫开始下地活动,每周降低鞋垫高度,6~8周。

(3)进行超声波、冰敷等物理治疗,恢复由于石膏固定导致的跟腱缩短,并开始通过柔韧练习来拉长跟腱。

(4)当运动时疼痛降低到可以忍受的程度时,开始进行力量和伸展练习,以提高跟腱的强度和柔韧性。

(5)开始时力量练习采用缓慢的等长收缩为主(对跟腱施加应力,同时减小跟腱拉长的危险),以后逐渐过渡到离心收缩(提高小腿后部肌肉力量)。

2.手术治疗

(1)石膏固定6~8周。

(2)用拐杖或者其他辅助器械情况下下地行走,行走距离取决于个人情况。

(3)去除石膏后的恢复过程与保守疗法相同。

总体来说,跟腱断裂后的恢复过程应该遵守早期活动的原则,但是活动到什么程度因人而异,活动的主要目的是改善血液循环,但是不能导致再次损伤,个人必须通过自我感觉来控制这一过程,如果没有把握只能是以保证不发生再次损伤为前提。

六、预防

(1)运动前进行充分的准备活动,重点进行小腿后肌群的牵拉。

(2)重视整理活动中的牵拉、慢跑。

(3)重视训练后小腿肌肉的放松。

(4)避免超出自身能力的运动或者动作,不要勉强完成动作。

(5)不要穿平底鞋运动。

第九节　滑囊炎

滑囊是由结缔组织构成的小囊,是充满滑膜液的囊状间隙,是肌肉的附属装置(筋膜、滑囊、腱鞘)。滑囊可与关节相通,多存在于关节周围,介于肌腱和韧带的起止点与骨隆起之间。滑囊壁分为两层,其外层为薄而致密的纤维结缔组织,内层为滑膜,平时囊内有少量滑液,以利于滑动。

一、病因及病理

长期、持续、反复、集中和力量稍大的摩擦和压迫是产生滑囊炎的主要原因,病理变化为滑膜水肿、充血、增厚呈绒毛状,滑液增多,囊壁纤维化等。滑囊炎最多发生在肩部(肩峰下或三角肌下滑囊炎),其他常见发病部位有尺骨鹰嘴、髌前或髌上、跟腱、髂耻部、坐骨部、大转子和第一跖骨头。

滑囊炎病因可能与肿瘤、慢性劳损、炎性关节炎(如痛风、类风湿关节炎)或慢性感染(如化脓性细菌,特别是金黄色葡萄球菌感染,结核菌感染很少引起滑囊炎)有关。

二、临床表现

1.急性损伤

有直接受伤史。疼痛(局部压痛明显,活动后疼痛加剧,个别有放射痛或夜痛);滑囊充血、水肿而致肿胀;功能障碍;局部皮肤明显发红;温度升高。发作可持续数日到数周,而且多次复发。异常运动或用力过度之后出现急性症状。

2.慢性损伤

早期疼痛(酸痛)较轻,逐渐加重,关节在活动时疼痛更甚,晚期会出现肌肉萎缩。由于滑膜增生,滑囊壁变厚,滑囊最终发生粘连,形成绒毛、赘生物及钙质沉着,导致关节功能受限。

三、诊断

检查时要查明某一滑囊炎上面的局限性压痛,对浅部滑囊(如鹰嘴、髌前)要检查其是否肿胀和有无滑膜液,如患者有明显疼痛、发红、发热肿胀,应排除感染,必须排除关节周围肌腱或肌肉的撕裂伤、化脓性滑囊炎、滑囊内出血、滑膜炎等,病理过程可同时累及相通的滑囊和关节。

四、治疗

(一)急性损伤

冷敷、加压包扎,充分休息。24h 或 48h 后,外敷或内服抗炎、消肿、止痛类药物,或穿刺抽液后痛点注射,并加压包扎。确定病因时必须除外感染因素,炎症过程顽固的患者需要反复抽液和注入药物。如果疼痛的部位在手肘或肩膀,建议将手臂自由地摆动,以缓解疼痛。急性滑囊炎如果不治疗,通常会在 1～2 周内自动痊愈。

(二)慢性损伤

1. 理疗

(1)中频电疗:电极置于患区两侧,电流强度以患者能耐受为限,时间 20min,每天 1 次,共 15～20 次。

(2)微波治疗:极板置于患区局部,微热或温热,功率 8～10W,时间 20min,每天 1 次,共 15～20 次。

(3)红外线、TDP 照射:照射患区,以有温热感为度,治疗时间 20min,每天 1 次,共 15～20 次。

2. 针刺治疗

(1)肩峰下滑囊炎。取穴:肩髃、肩髎、巨骨、臂臑、曲池。平补平泻,留针 15～20min,每天 1 次,10 次为 1 个疗程。

(2)膝部滑囊炎。取穴:内膝眼、犊鼻、血海、梁丘、足三里、鹤顶。平补平泻,留针 15～20min,每天 1 次,10 次为 1 个疗程。

(3)跟后滑囊炎。取穴:太溪、昆仑、仆参、解溪、商丘。平补平泻,留针 15～20min,每天 1 次,10 次为 1 个疗程。

3. 中药熏洗治疗

中药熏洗配方:白芍 15g,杜仲 10g,附子 15g,羌活 15g,伸筋草 15g,红花 10g,干姜 10g,桂枝 15g,苍术 15g,蜂房 10g,细辛 10g,桑枝 15g,草乌 15g,防风 15g,地龙 10g,川椒 10g,川乌 20g,透骨草 15g,土鳖虫 10g。煎水后熏洗患处,每次 30min,每天 1 次。

4. 手术治疗

对病程长、痛苦严重、关节功能丧失、囊壁严重增厚及保守疗法无效的患者可考虑手术切除。

五、预防

(1)准备活动要充分。

（2）合理安排局部负荷量。

（3）生活习惯：少穿尖头欧版鞋（易致跟腱滑囊炎），运动后温水洗手，注意休息。

（4）因工作关系引起的滑囊炎，应加强劳动保护。

（5）饮食：宜食活血化瘀、芳香开窍的食物，如三七、山楂、藿香、薤白、荠菜等。多食新鲜蔬菜、水果、豆类。病程后期宜食补气益血、滋补肝肾等营养食物，如葡萄、黑豆、枸杞子、桂圆、龟肉等。避免油炸、烧烤、过咸、过甜的食物，忌食麻辣、腥腻等厚味及烟酒刺激之品。

第十节　急性踝关节韧带损伤

急性踝关节韧带损伤是运动中最常见的损伤之一，多见于要求身体在运动中腾空或变向移动的运动项目，如篮球、排球、滑雪、足球、体操、田径等。

一、解剖生理、生物力学机制

踝关节又称距上关节，由胫腓骨下端及距骨构成滑车关节，允许执行一定幅度的屈伸和内外旋。其周围主要有外侧副韧带、内侧副韧带和下胫腓韧带联合。其中，外侧副韧带由距腓前韧带、距腓后韧带和跟腓韧带组成，具有防止足跟和距骨异常内翻及前后错动的功能；内侧副韧带又称三角韧带，包括浅层的跟胫韧带和深层的距胫前、距胫后和舟腔共4束韧带，内侧副韧带纤维致密坚韧，且面积大，具有防止足跟外翻和距骨的异常外翻及前后错动的功能；下胫腓韧带联合包括胫腓骨间韧带和下胫腓韧带，主要作用是连接胫腓骨下端，防止在踝背屈时胫腓骨过度分离。

踝足的肌肉很多，分别主导踝关节的不同运动，使踝跖屈的肌肉为腓肠肌和比目鱼肌，背屈为胫前肌，外翻主要有腓骨长肌和腓骨短肌，内翻则为胫后肌、腓肠肌和比目鱼肌。总体而言，踝的跖屈肌力强于背屈肌力，内翻肌力强于外翻肌力。

由于踝外侧副窃带相对分散薄弱，加上距骨关节面前宽后窄，当踝关节跖屈时使其稳定性变差，易发生侧向运动，再加上足的内翻肌力大于外翻肌力，外踝远端又较内踝远端低，限制了踝的外翻，这些原因导致踝关节容易在跖屈内翻时引起外侧副韧带扭伤。

当运动中身体腾空时，足踝部自然呈跖屈内翻的状态，如果在落地的瞬间，因身体向一侧倾斜，踩在别人的脚上或滚动的球上、不平的地面上、体操垫之间等因素，都可在重心不稳的情况下，使足外侧着地，令踝关节过度内翻，导致外侧副韧带损伤，尤其是距腓前韧带易受到过分的猛烈牵扯而致伤。暴力作用大时，还可同时伤及跟腓韧带，甚至骨折踝的内侧副韧带损伤比较少见，但如果足的内侧遭受较大的侧向暴力作用，迫使过度外翻也可致伤，且一旦损伤，多数较严重，往往合并有踝部骨折等。

二、征象

有踝关节扭伤史，伤后踝关节外侧、内侧或整个踝部疼痛。走路或活动时疼痛最明显，疼痛程度与伤势密切相关。患者走路时因疼痛而跛行，严重者不敢持重，甚或不敢着地。局部肿胀，2～3d后皮下可出现淤斑。物理检查：外侧副韧带损伤多在外踝前下方或外踝下后方有压痛，如果肿胀严重，压痛点较广泛。踝关节强迫内/外翻试验或前抽屉试验阳性，不过急性期常难以检查。

根据损伤的轻重程度,韧带损伤分为轻度、中度和重度损伤。轻度(Ⅰ度)损伤:韧带仅部分纤维撕裂。局部疼痛,但能承重并继续跛行;检查局部轻度肿胀和压痛,没有明显的功能障碍,踝关节稳定。中度(Ⅱ度)损伤:部分韧带断裂。踝部疼痛,能承重但往往难以继续行走;检查伤侧有皮下淤血和局限性肿胀,有一定程度的功能障碍,轻、中度关节不稳。重度(Ⅲ度)损伤:韧带完全断裂,踝部疼痛,不能承重;检查局部淤血明显,肿胀严重,有的甚至会引起全关节肿胀(关节内血肿),或合并骨折,明显关节不稳。

三、现场评估和处理

根据受伤动作、疼痛部位及功能障碍情况可进行初步诊断,并立即冰敷(在冰块拿来之前可先用中指指腹压住痛点并点振)、加压包扎 20~30min,随后进行物理检查。如疼痛剧烈,不敢触地、无法持重,或检查内踝、外踝、第五跖骨基底部、足舟骨任何一处有压痛,应立即送医院就诊排除骨关节损伤等。如无上述症状,伤后可用理筋手法拨伸踝关节一次以矫正潜在的细微错位,然后继续采用 PRICE 治疗,24h 或 48h 内可每隔 2~3h 冰敷一次,同时可服用非甾体抗炎药 3~5d 或外敷新伤药。外踝扭伤时应固定于轻度背屈外翻位。如当时无法检查,一般 2~4d 后可再进行物理检查确定损伤性质及程度。轻中度踝关节侧副韧带扭伤可保守治疗,包括应用超短波、电疗或低度激光治疗等物理治疗措施,重度扭伤宜手术治疗。轻度损伤一般 1 周愈合,中度 2~3 周愈合,重度多需 4~8 周愈合。踝关节扭伤后如持续疼痛或关节僵硬则要考虑可能合并有关节软骨损伤等,应到医院进一步就诊。

四、伤后康复训练

一般 2d 后在关节无痛的范围内进行关节活动度练习及踝关节等长收缩练习,但不要进行任何内、外翻练习。在踝支具保护下尽早开始承重,同时也可防止内翻或外翻以保证韧带愈合的正常进行。3~5d 炎症消退后进入恢复期,包括进行踝关节在所有运动面的关节活动度练习、踝关节周围肌肉的力量练习尤其是踝背屈肌力量练习,以及能承受的踝关节本体感受性神经肌肉促进(PNF)练习(先进行非承重的练习,逐渐发展到较难的平衡板练习)。一般 2 周后进入功能期,除继续中期练习外,应增加功能康复训练,如逐步由行走发展到慢跑(戴护踝或用运动胶布贴扎),再发展到直线快跑,最后到曲线、弧线跑。进行灵敏性专项练习,包括快速启动、减速、急停、切入、转身、横向移动等,以及进行相关肌肉超等长练习。最终重返赛场。

五、预防

(1)加强运动安全教育,防止运动中因暴力动作发生损伤。

(2)运动前加强场地的安全监督,做好充分的准备活动。

(3)易损伤项目运动员和既往有踝扭伤者,应佩戴护具或使用粘膏支持带进行运动。

(4)练习正确的落地姿势。

(5)加强全面身体素质的训练,尤其应重视踝周肌力和协调性神经肌肉训练。包括脚趾、足跟抬升练习,各重复 40 次;用脚趾、足跟交替走路各 2m,重复 6 组;背屈、跖屈、内翻、外翻抗阻练习,各重复 40 次;通过单腿站立(睁眼或闭眼)或者应用平衡板进行平衡练习,5min;拉长缩短练习,可通过单腿跳、登高、斜坡跳、双足跳等进行,5min;8 字形、剪刀步或其他功能锻炼应该与运动员日常的训练计划相结合。此外还应该进行拉伸练习,重点在于跟腱和腘绳肌的拉伸,上述练习每周 3 次。

第十一节　跖筋膜炎

跖筋膜炎,又称足底筋膜炎,是足底跖筋膜的慢性劳损性疾病。以田径、体操、篮球等项目多见,是运动员足跟痛的常见原因之一。

一、解剖生理、生物力学机制

跖筋膜是足底深筋膜中央腱性增厚部分,即足底长韧带和短韧带,呈三角形,起自跟骨结节内侧,向前伸展,在跖骨中部分五束,止于 5 个足趾近侧趾骨。它在足底像弓弦一样紧绷足弓,对维持足弓有重要作用。

跖筋膜损伤机制主要为跑跳过多致跖筋膜被过度牵拉从而造成慢性劳损。损伤部位多在跟骨附着处,也可在足中部。在硬地面跑跳过多是常见的诱发因素,而肥胖、踝背伸活动度减低、扁平足、弓形足也是重要的诱发因素。

二、征象

通常早晨起床开始步行时足部僵硬和疼痛,活动后减轻,或开始运动时不适,活动开后减轻。进而跑跳时不敢足跟着地或站立时不敢足尖负重,严重时甚至每走一步皆痛。检查:将拇趾用力背伸使跖筋膜绷紧,局部有锐利压痛。

三、处理

多采用保守治疗,包括离子导入(0.4%地塞米松或 5%醋酸)、冲击波治疗,可配合手法治疗/关节松动、针灸、中药外敷或冷热交替浸泡等。日常可用镂空的足跟垫保护足跟,对于平足或高弓足患者,可使用足部支具或矫形鞋。夜间可佩戴踝背伸支具固定患足,使小腿肌肉和足底筋膜轻度伸展,防止足底过度放松造成足底筋膜挛缩,以减轻晨起僵硬和疼痛症状。

四、伤后康复训练

疼痛明显时避免跑跳练习,可用游泳、骑车等替代,活动时可用粘膏支持带贴扎减轻负荷,活动后拆除。恢复期康复练习主要是静力牵伸跖筋膜、小腿肌肉,同时也应牵伸腘绳肌、髂胫束。

筋膜牵拉运动:固定脚跟,握住脚趾,用力将脚趾往上扳至筋膜有被拉扯感觉为止,拉扯至略有酸胀或微感疼痛后停留 15～30s 再放松,每次重复 3～4 遍,每日 2～3 次。

跟腱牵拉运动:双脚呈弓箭步姿势,后脚(患足)整个脚掌需要完全着地,足底部有完全伸展的感觉,然后停留 15～30s 再放松,每次重复 3～4 遍,每日 2～3 次。

五、预防

避免在硬地面过多跑跳和运动负荷增加过多过快;进行跟腱和跖筋膜牵伸练习;在运动和锻炼时选用合脚、恰当的运动鞋;矫正异常足弓等。

第十二节 脑震荡

脑震荡是指头部遭受暴力作用后引起意识和功能的一时性障碍。本病是急性颅脑损伤中最轻的一种闭合性损伤,多发生于拳击、摩托车、自行车、冰球和足球等项目。

一、解剖生理、生物力学机制

脑震荡多为直接暴力所致,如拳击或散打运动中头部受对方猛烈击打;体操运动员从高处落地时头部着地;摩托车运动员出现翻车事故头部撞地等。头部遭受钝性暴力直接作用,颅内脑组织因震荡而发生移动,使脑干受到轻度牵扯,致脑干网状结构功能出现暂时性失调,引起神经系统的功能紊乱。个别人也可由间接暴力作用致伤,如身体从高处落下时臀部着地,地面反作用力沿脊柱传导至头部,或在赛车时由于急刹车,使头部出现猛烈的晃动引起。一般认为,脑震荡为一过性脑功能障碍,并无脑组织解剖病理改变。

二、征象

伤者多有头部受伤史。伤后即刻发生短暂意识障碍,时间短则几秒钟,长则数分钟,一般不超过 5min,最长不超过 30min。意识丧失期间,全身肌肉松他,肌张力降低,面色苍白,腱反射减弱,脉搏细缓,呼吸浅慢,瞳孔正常或稍缩小。清醒后伤员对受伤经过甚至伤前某一段时间内所发生的事情不能回忆,这种现象称为逆行性近事遗忘症。清醒后伤者可有头晕、头痛、眩晕、恶心、记忆力减退、视物模糊等症状,还可出现注意力不集中、耳鸣、缺乏食欲、失眠等一系列自主神经功能紊乱的症状。多数患者经短期休养,上述身体不适可消失,个别患者也会较长时间留有后遗症状。检查:清醒后无神经系统损害的阳性体征。呼吸、脉搏、血压、体温正常。

三、现场评估和处理

头部外伤出现意识障碍者现场应立即让伤者平卧(注意头颈部固定,避免可能的继发性损伤),注意保暖或防暑,保持呼吸道通畅,并立即掐人中等急救穴位,有条件者可让其嗅氨水使之清醒,同时可检查脉搏、呼吸、循环、体温情况以及瞳孔大小等。意识丧失期间严禁服用饮料。如意识丧失超过 5min 应马上送医院诊治。

伤者清醒后,伤员应被监护 24h,以随时了解伤情,及时发现有可能存在的严重颅脑损伤,以便及早救治。伤者应卧床静养 1～2 周。静养期间,如果有自觉症状,可对症处理。应劝慰伤者无需过于忧虑,专心静养,一般多能完全恢复。

如发现伤者出现以下征象之一,通常提示合并存在严重的颅脑损伤,应立即送医院处理。这些征象是:昏迷时间超过 5min;耳、口、鼻出血或有淡黄色液体流出;两瞳孔大小不等或变形;清醒后头痛剧烈、呕吐频繁或呈喷射状呕吐;颈项强直;出现两次昏迷现象(即昏迷—清醒—再昏迷)。在运送伤员时,应使患者平卧,头颈侧用衣物垫衬固定,避免途中摇晃和震动。

四、伤后康复训练

伤后不宜过早训练,否则易造成头痛、头晕,致经久不愈。在休息观察期间,禁止参加任何运动。症状基本消失,且经指鼻试验或闭目举臂单足站立平衡试验检查,证实伤员的共济协调能力恢复,方能逐步恢复训练。可先恢复低强度有氧运动,如骑功率车、游泳无不适后再进行非身体对抗性练习,然后在医生允许下进行身体对抗性练习。

五、预防

(1)重视场地器材管理,加强安全措施。

(2)加强运动中的保护与帮助,培养运动员的自我保护意识。

(3)合理运用护具进行必要防护。

(4)掌握正确的动作要领,防止粗暴动作发生。

(5)严格裁判,防止恶意攻击。

第十三节　运动性血尿

运动性血尿指的是在剧烈运动后出现的血尿,是在竞技性的剧烈运动后较容易出现的情况。

一、诱因及发病机制

(一)诱因

超强度运动后的良性后遗症,会有短暂的血尿、蛋白尿,特别是一些负重运动较非负重运动更易引起血尿。发生运动性血尿一般与强度过高、负荷过大的运动后身体体能、功能情况下降等密切相关。RoyJ,Shephard 2016 年通过对 519 篇论文摘要的回顾,有 194 篇相关论述,运动性血尿发生频繁,潜在的原因与运动性蛋白尿相似,如运动强度、热负荷、姿势、年龄、海拔高度等,但更根本的原因可能是足部撞击溶血和膀胱创伤。也有学者回顾了 64 篇运动相关血尿的科学论文,用两种模型来描述运动性血尿可能的机制,即运动强度或运动时间对相关血尿的影响,结果显示运动强度是血尿更为主要的因素,运动员中运动性血尿发生率高,同时许多解释都指向了一些潜在原因:足部撞击溶血,肾缺血、肾缺氧损伤,溶血因子释放,膀胱和或肾外伤,非甾体解热镇痛药,脱水,循环速度加快,肌红蛋白尿释放,红细胞过氧化。有学者研究 20~50 岁的健康人参加 5km 跑步前后的尿液,发现年轻人(年龄<30 岁)血尿的发生率高,并得出结论:运动后血尿似乎与运动强度更相关,而不是持续时间。因此超强度的运动是运动性血尿的主要诱发因素。

(二)发病机制

从病理生理的角度分析高强度运动对肾脏影响的表现主要是肾结构、肾功能两方面。首先肾结构在肾脏的表现主要体现在肾小球血管壁以及肾小管出现了肾小球毛细血管扩张充血,内皮细胞细胞质内空泡增多,两者相互连接,内皮小孔孔间距和孔径大小有所不同。肾小管有近曲小管扩张现象,部分线粒体凝聚、肿胀和空泡化,部分内质网扩张,刺激溶酶体较多,远曲小管细胞糖原颗粒比较多而且非常明显。其次肾功能主要是肾细胞酶组化指标发生变化、尿成分改变及促红素代谢方面改变等,以及电荷选择性屏障的阻止作用上也有很大变化。

肾脏是人体主要的排泄器官,体内产生的大量代谢产物都需要经过肾脏排出体外,休息时正常人两侧肾的血流量约为 200mL/min。但是因为肾位于腰部脊柱两侧、肾腹膜后间隙内，超负荷训练时，腰背受力较大，将直接造成很强的肾脏物理性损伤，所以运动性血尿的主要原因是肾脏的负担过重，对肾脏的冲击过大。超负荷的训练时肾脏受到的冲击主要有：①血液的重新分配。在高强度运动过程中，人体内脏的大量血液都往运动器官流，这时内脏器官往往处于缺血、缺氧状态，特别是肾脏的血流量会有明显减少，使肾小球内血压降低，肾小球的滤过率下降，运动强度越大，时间越长，肾脏的缺血状态就越严重。在休息的时候，回心血量快速增加，大量血液又迅速返回内脏，这时肾脏又很快受到充血、升压的冲击。此现象反复发生、发展，使得肾小体比在一般情况下承受着更大的减充压力，使肾的功能不同程度受到损伤，肾小球基底膜通透性增大，大分子物质如血细胞通过滤过屏障而形成运动性肉眼血尿。尤其是部队官兵身体素质较好，身体恢复较快，因而肾脏受到的冲击更大。②酸性代谢产物的冲击，高强度的训练机体无氧供能过程中产生的大量代谢酸类物质进入血液，血液的 pH 逐步呈酸性，在一定程度上破坏了酸碱平衡。

二、诊断要点

血尿发生的时候，因为致病原因较为复杂，在临床治疗过程中，应详细了解患者的病史，综合各项检查的结果再进行评价。有学者发现运动性血尿持续的时间可达 2 周，超过 2 周很可能不是功能性的血尿，而是有其他潜在原因。

三、治疗与预防措施

近年来随着军事体能训练强度的提高，军事训练伤中运动性血尿的发生率明显增加，已成为部队非战斗性减员的重要原因之一，因此针对运动性血尿发生原因，建议采取以下措施：①做好宣传教育，让参训官兵了解高强度、高负荷、高心理压力训练下机体可能出现的生理变化，消除紧张情绪，防止训练时过度疲劳，提高自我防护能力。②加强后勤生活保障，保障热量、水分及必需营养素的供应，鼓励受训官兵多饮水，调整作息时间，保证受训官兵有充足的睡眠。③循序渐进地进行军事训练，尤其官兵在高温干燥气候环境下野外演练，一旦发现病员应建议部队降低演练强度和缩短训练时间，合理安排好训练强度，防止疲劳训练。④如果发现肉眼或镜下血尿，应暂时停止训练，多饮水，可口服碳酸氢钠碱化尿液，防止形成红细胞管型堵塞肾小管，并在 1 周内加强医学监护，定期复查尿常规，待镜下血尿消失后再继续投入训练。

第十四节　热损伤

一、运动性中暑

中暑常发生在高温和湿度较大的环境中，是以体温调节中枢障碍、汗腺功能衰竭和水电解质丧失过多为特征的疾病。运动性中暑（EH）是近年来提出的运动性疾病之一。EH 是指肌肉运动时产生的热超过身体能散发的热而造成运动员体内的过热状态，多见于年轻的体育锻炼者、战士、马拉松跑者、超马拉松跑者、铁人三项运动员等。运动员发生轻型中暑可以影响正常训练计划,重症中暑则可能终止训练,甚至有生命危险。中暑损伤主要是由于体温过高(>42℃)对细胞的直接损伤作用,引起广泛性器官功能障碍。由低钠血症引起的特征性运动型晕厥,常伴有体温调节失衡与中枢神经系统功能障碍。其深部体温大于(或等于)40℃,常高达42~43℃。若延缓了深部体温的测量时机,温度会有所降低,有时甚至达到正常。运动性中暑的常规表现为病理性发热、潮红、干燥及伴有出汗机制的失调。大多数中暑病例研究表明,出汗机制仍然在起作用。心理状态的损伤对由热量消耗引起的中暑起到分化作用,导致中暑进行性加重,其中热量消耗表现为轻度精神错乱或抑郁症;轻度中暑表现为中度精神错乱、定向障碍、抑郁症;重度中暑常出现癔病性行为、谵妄、癫痫、昏迷。此外也可出现非自发性可逆反应,即体温调节失衡阻滞了深部体温升高调控机制,并且外部体温不会冷却,甚至患者仍具有出汗能力。而缺少迅速有效的干预则会导致心脏和中枢神经系统功能紊乱进行性加重。另外运动性中暑常伴有严重的并发症:心血管系统(心律失常、窦性心动过速、心肌梗塞)、胃肠系统(腹泻和呕吐、胃肠道高位出血)、骨骼肌系统(横纹肌溶解症、肌红蛋白血症)、中枢神经系统(精神错乱、昏迷、抽搐、大脑或脊髓梗塞)、血液系统(纤维蛋白溶解、血小板减少症、播散性血管内凝血)、呼吸系统(过度通气、成人呼吸窘迫综合征、肺梗死、肺水肿)、泌尿系统(急性肾衰竭)、肝胆系统(肝细胞性坏死、AST 及 ALT 升高)。此外还有多发性电解质与新陈代谢异常(高钾血症或低钾血症、高磷血症、尿毒症、高钠血症或低钠血症、低血糖症、低钙血症、乳酸性酸中毒)。

(一)病因

对高温环境的适应能力不足是致病的主要原因。在大气温度升高(>32℃)、湿度较大(>60%)环境中,长时间工作或强体力劳动,又无充分的防暑降温措施时,缺乏对高热环境的适应能力者,极易发生中暑。此外,在室温较高、通风不良的环境中也易发生中暑。促进中暑的原因有:环境温度过高(人体可获取热量)、产热增加(如发热、甲状腺功能亢进、应用某些药物等)、散热障碍(如湿度过大、穿透气性能差的衣物等)、汗腺功能障碍(见于系统性硬化病、先天性汗腺缺乏症、广泛皮肤烧伤后瘢痕形成等)。

1.易发因素

运动性中暑的易发因素包括遗传因素、脱水(急性或慢性)、缺少在炎热条件下的适应性(常在特别热的春天出现),还有较长时间的钠离子负平衡也许也是一个致病因素。此外,临近比赛终点时,已经脱水的运动员进行冲刺,造成肌肉产生热量,加快肌肉血流速度,从而降低了血液流速,导致了深部体温的升高。

2.高危因素

在健康的群体中,适应性缺乏、状态欠佳、没有经验的运动员(缺乏对热损害的判断)、盐或水的缺失、形体大或肥胖、儿童、老年人、有过中暑经历、女性更年期的排卵期末、睡眠不足等常是运动性中暑的高危因素。此外,除一些急性疾病(如发热、胃肠道疾病)外,还有一些慢性疾病如心脏病、囊性纤维化、非控制性糖尿病、食欲不振、非控制性高血压、恶性高热、甲状腺毒症、汗腺功能衰竭也是发生运动性中暑的潜在危险因素。同时一些药物如抗胆碱能药物、利尿剂、抗组胺药、神经松弛剂、β受体阻滞剂、抗抑郁药和单胺氧化酶抑制剂、酒精及其他物质的滥用(酒精、苯丙胺可卡因、致幻剂、轻泻剂、麻醉剂)也会导致中暑的发生。

（二）运动性中暑的预防

加强预防中暑知识的宣传。尽管大多数人认为，中暑只发生在环境温度高于 34℃情况下，但已经有资料表明，即使在 25℃ 的环境中，剧烈运动加上湿度大出汗少，也有可能造成中暑。在高温和（或）湿热环境中，运动训练后，即使没有中暑症状，也应该采取一些预防措施。很多患者是在运动或体力活动结束后的几个小时内发病的，这种情况更具突然性。

1. 重视环境气候条件，合理安排训练时间

要对天气状况有一个明确的判断。运动员不可仅凭自我体验来主观判断外环境热负荷强度是否适合自己进行锻炼，要以客观实际气候条件为依据，可从当地电台的气象预报获得，当然在自己训练基地的小地域范围内测得的数据最有价值。美国气象服务研究表明，当空气温度和相对湿度相对应达到一定范围时，其产生的热负荷将导致运动性中暑的发生（当体表温度≥90°F 为危险热负荷区域）。

因此，夏天炎热季节要安排好锻炼时间，避免在一天最热的时间进行。每锻炼 50min 后至少休息 10min。赛前训练安排要明确认识到，不利的环境条件对训练是绝对不宜的，除非采取了适当的措施对训练方案进行调整。将赛前训练、竞技等练习调整到一天温度较低的时间内进行，或者减少训练强度，缩短训练时间，给予较多的休息时间，必要时取消训练。

2. 对既往史进行评定，加强个人防护

鉴定高危群体，长期预防及治疗各种紧急症、慢性疾病，防止药物滥用。要进行经常的医务监督。去除高危因素，增强适应性。密切观察中暑危险性较高、适应性差、经验不足及过度训练导致体重减轻的运动员，同时应注意过早完成训练任务的运动员（也许被忽视了热疾病的一些早期症状）。合理调整状态（强度、耐力、技巧），在训练环境下增强对热负荷症状和体征认识及防范意识，必要时可推迟练习，直到外环境能满足需要为止。对于肥胖者，减肥计划最好在非训练期间进行；在赛季期间，往往为追求好的表现水平而一味地减肥，但如果限制了卡路里的摄入，想取得好的成绩则是很难的，但同时更难通过饮食找到合适卡路里的电解质替代品。另外，饭后要有必要的休息，并保证充足的睡眠，队员要在充分的休息后再进行训练或比赛。值得注意的是，在训练和比赛前，要测量运动员的净体重并记录，由教练或队医进行核查负责。体重净消耗量等于脱水量。训练后体重减轻大于 2% 将影响表现，大于 3% 时体温调节能力则受到限制，此时应提高警惕。运动员在下一次训练之前，其体重的恢复量未能达到上一次训练后体重的消耗量及体重持续下降或大幅度减轻时，则应停止训练，直到恢复水化作用为止。在着装方面，拘束的衣物及拖沓的防护装备大面积覆盖了皮肤表面，通过辐射、对流、蒸发的冷却降温受到限制（如头盔、沉重的长袖制服、防护垫、橡胶套装等），一些塑化或胶化的日光防护装置也会对蒸发冷却起到限制作用。最好穿短衫、浅色服装（能够反光）进行练习训练，短袖、宽大的服装及开口为网状纺织的运动衫有利于蒸发透气，尤其在橄榄球的训练及比赛中，肩部护垫下最好穿露腹短 T 恤。此外，训练时被汗浸湿的衣物要及时换掉（它们会限制皮肤表面蒸发散热），同时根据具体情况选择是否穿衬衣：益处——能较好地通过蒸发和对流促进散热，弊端——遭受较多的热辐射。

3. 对教练员、运动员进行教育

对没有经验的运动员、肥胖运动员、少年运动员、年龄较大的运动员、有过中暑经历的运动员、服用特殊药物的运动员以及所有其他的危险因素，根据不同队员的个体差异，采取绝对或相对性原则对其训练计划进行限制。所有的运动员都应对热疾病及其致病因素、治疗和预

防有一个基本的认识,增强自我医疗保健意识,应当能够提出教为完好的建议(关于对热疾病的诊断和预防);常与教练、运动员及医护人员进行良好的交流。教练应当避免对运动员施加额外的热负荷,培养对热疾病早期症状的认识,并同时能够提前采取一些应对措施;在缺少队医的情况下,教练有责任为运动员制定一些预防方案。运动员自己本身应对热疾病的症状有一定的诊断,对早期治疗有一定的了解,懂得热疾病的预防原则,在炎热条件下应学会调节训练计划,了解自身的体质状况,从而努力适应外界的热负荷条件。

4.注意饮食

安排好炎热天气锻炼和比赛时的营养和饮水,尤需注意适当增加食物中蛋白质的供给量。增加维生素 B_1、维生素 B_2、维生素 C 的补充。水盐供给主要是强调锻炼者要采取少量多次饮水的原则。锻炼或比赛后盐类的供给量宜从常温下每日 10～15g 增加到 20～25g,可通过饮用含电解质饮料、盐片或菜汤等方式提供。

(三)处理方法

轻症中暑患者除迅速脱离高温现场,到通风阴凉处休息外,还要给予含盐的清凉饮料和适当的对症处理,如服用十滴水、仁丹等药物。当发生中暑时,应就地采取以下措施:将患者移到阴凉处,去除衣服,向患者喷大量的自来水并用扇子扇,排空粪便,立即用敞蓬车送到医院。冷却高温患者的方法很多,可以分为物理方法和药物方法。物理方法又分为传导冷却法和蒸发冷却法。传导冷却法又可以分为非侵入法和侵入法。非侵入法针对身体的表面,而侵入法则是冷却身体内部。当体温降到 38～38.5℃时,停止冷却,以免发生低温超射现象。

1.浸水法

这种方法是利用了水很好的热传导性(水的导热性要比空气高 25 倍)。很多人认为水温越低越好,但是过度降低皮肤温度可以导致寒战和皮肤血管收缩,而影响冷却效率。要克服这种局限,可以采用降温同时进行皮肤按摩的方法。患者被浸在冰水中,不停地按摩,直到体核温度降到 39℃或更低。

2.蒸发冷却法

1mL 水蒸发可以散发 7 倍 1g 冰熔化吸收的热。蒸发法通过不断地泼水到皮肤上,同时用蒸发器或扇子来保持皮肤温暖干燥,从而促进水分蒸发,也可以提高外周血流,防止寒战。而且泼的水应该是温水。尽管乙醇挥发性强,但乙醇棉球擦浴法不可取,因为乙醇可能通过皮肤吸收而导致酒精中毒和麻醉。

3.侵入冷却法

有的患者对蒸发法没有反应,只能通过冰水洗腹腔法降低体温。但洗腹腔法操作复杂,需要专业训练和大量无菌的灌液。洗肠法比较容易。

4.药物冷却法

肌肉松弛剂可以减少肌浆网钙离子释放的量,从而降低肌肉代谢活动,降低产热量。研究发现肌肉松弛剂可以提高运动大鼠的冷却率,但对安静大鼠作用不明显。这可能是因为肌肉松弛剂抑制肌肉收缩,但不能改变体温调节中枢的温度调定点的原因。

二、日晒伤(日光性皮炎)及多形性日光疹

(一)日晒伤(日光性皮炎)

日光性皮炎俗称晒斑,为强烈日光照射后引起的急性皮肤炎症,是由于中波紫外线过度

照射,在皮肤上发生的急性光毒性反应,多见于春末夏初,常见于妇女、儿童、滑雪及水上作业者。人体皮肤经强光暴晒数小时后,被晒部位会出现瘙痒、潮红、肿胀、灼热的情况。严重者,红肿区起疱、糜烂,伴有发热、畏寒、头晕、恶心、呕吐等全身症状,甚至心悸。一般在暴晒后数小时内于暴露部位出现皮肤红肿,也可起水疱或大疱。皮损部位有烧灼感、痒感或刺痛。轻者 1~2d 皮疹可逐渐消退,有脱屑或遗留有不同程度的色素沉着;重者可伴有类感冒症状,如发热、乏力、全身不适等,约 1 周即可恢复。发病机制为紫外线辐射使真皮内多种细胞释放组胺、5-羟色胺、激肽等炎症介质,使真皮内血管扩张,渗透性增加。其致病光谱主要是中波紫外线和长波紫外线。日晒过程及所承受照射量大小不同患者差异很大,部分患者有家族光敏史。

(二)多形性日光疹

本病好发于中青年女性,多在春末夏初季节发病,秋冬减轻或痊愈。皮损好发于日光暴露部位,以面部及颈部多见。皮疹为多形性,病程 3~5 个月。根据皮疹形态分为 4 型。

(1)丘疹型:皮疹为密集分布的针头至粟粒大小的丘疹。

(2)红斑水肿型:皮疹为大小不等,边界清楚的红色或黯红色水肿性丘疹,边缘稍隆起。

(3)丘疱疹型:皮肤潮红、肿胀,表面可见密集的针头至米粒大小丘疹、水疱、糜烂、结痂及脱屑,似湿疹样外观,有时呈苔藓样变,自觉剧痒。

(4)痒疹型:皮疹为红斑、米粒至绿豆大丘疹、结节。

(三)诊断

根据发病史、好发季节、慢性过程、紫外线红斑反应试验呈异常反应等,不难诊断。

(四)预防

首先应对患者进行教育,提高他们对紫外线防护的认识。大部分轻症患者可以采用避光、使用屏障物及宽谱遮光剂的方法。在避免强烈日晒的前提下,经常参加室外活动或短时间日光浴可逐步提高机体对光线照射的耐受能力而减少发生皮疹的机会。此外,加强皮肤营养,平时多食新鲜果蔬,适量吃点脂肪,以保证皮肤的足够弹性,增强皮肤的抗皱活力。维生素 C 和维生素 B_{12} 能阻止和减弱机体对紫外光的敏感性,并可促进黑色素的消退,恢复皮肤的弹性。

运动时宜穿红色服装,可防止紫外线的危害。因为紫外线位于太阳"七色光谱"中最底层,波长最短,离红外光最远,故易被波长最长的红色接纳和吸收。

(五)治疗

传统治疗日光性皮炎的方法是采取局部外用药物疗法,以抗炎、止痛、去痒为原则。一般外搽炉甘石洗剂或振荡洗剂。严重者,局部用冰牛奶每隔二三小时湿敷 20min 直到急性症状消退或用醋酸液湿敷,以后再外用皮质激素霜。剧痒者加服抗组胺药氯雷他定等,有全身症状者口服抗组胺剂和少量镇静剂,并给予补液及其他对症处理。传统治疗日光性皮炎的方法相当费时,且治疗效果不佳,往往还伴有明显的不良反应。如果患者能加强身体锻炼,保证睡眠充足,在春季阳光明媚无风的地方,包裹住头部,避免阳光照射,大脑无杂念,裸露身体进行日光浴,每次 45min,一般经过 2~3 个春季就可以有明显疗效或治愈。

1.局部治疗

2.5%抗炎镇痛溶液外抹。大疱、渗出液多时,可用 2%~4%硼酸溶液;牛奶液(牛奶和水50∶5)或生理盐水(1 茶匙盐溶于 500~600mL 水中)等溶液进行湿敷,每次 15~20min,每日

2～3 次。大部分水疱可不必处理。

2. 全身治疗

用抗组胺药，赛庚啶 2mg，每日 3 次口服；扑尔敏 4～8mg，每日 3 次口服。同时配合服用维生素 C 及复合维生素 B，圣美安脱敏粉剂。重症者可内服羟氯喹、烟酰胺等，或口服外用皮质类固醇激素。最重要的治疗是预防：要从少到多地参加户外活动，使皮肤色素增加，以提高对日光的耐受性，不宜在强光下待得太久；采取一些避光措施，如戴太阳帽或外涂防晒霜等。

3. 中药治疗

(1)可取生石膏 15g，大黄 10g，薏苡仁 10g，知母 5g，太子参 10g，甘草 2.5g。水煎 120min，煎液 500mL，冷后早、中、晚各一次服用，连服 15d 可缓解或治愈。

(2)千里光 50g，大黄 30g，将上药放入半瓶医用酒精中浸泡 9d 后，用时可用棉签蘸药液涂擦患处，每天 3 次。适用于轻度日光性皮炎。

(3)取石膏 30g，生地 15g，丹皮 10g，龙胆草 10g，银花 15g，连翘 15g，大青叶 15g，薏苡仁 30g，车前子(包煎)15g，六一散(包煎)15g，天花粉 10g，甘草 10g，水煎服，每天 1 剂，早、晚分服。适用于重症日光性皮炎。

第六章　常见运动项目的损伤及其预防

第一节　马拉松运动项目的损伤及其预防

马拉松是国际上非常普及的长跑比赛项目,全程距离 26 英里 385 码,折合为 42.195km。分全程马拉松、半程马拉松和四分马拉松 3 种。马拉松是当下最受欢迎的运动项目之一,因不受场地限制,还可以跟专业选手同场竞技,被接受程度比其他运动项目更高。然而,这几年的马拉松赛事损伤甚至猝死事件时有发生。

一、马拉松项目常见的损伤

马拉松项目常见损伤有运动性腹痛、小腿抽筋、踝关节扭伤、肌肉拉伤、运动性猝死以及昏厥。

(一)运动性腹痛

运动性腹痛是指由于体育运动而引起或诱发的腹部疼痛。运动时腹痛的原因比较复杂,马拉松运动出现腹痛的一般原因是准备活动做得不充分,运动前饮食过饱,呼吸节律紊乱,加上天气比较冷,开始跑时吸入了大量的冷空气或起跑速度过快等出现的"岔气"现象。出现腹痛时不要紧张,应降低运动强度,如减慢速度、加深呼吸,并用手按压疼痛的部位并弯腰跑一段距离,做几次深呼吸,疼痛会减轻或者消失。如果经上述处理仍然无法缓解,应退出比赛进入救护站处理。为了预防比赛中出现腹痛,在赛前做好充分的准备活动是非常重要的,如运动前不宜过饱过饥,饭后休息后才能运动;运动前应进食易消化及含糖高的食物,不宜吃油炸、油腻、易产气、难消化的食物;夏季补充盐分,冬季注意腹部保暖;做好准备活动和整理活动,动作不要太猛,呼吸节奏与运动节奏相一致;不要突然加速或变速跑;及时治疗腹部脏器炎症;女性在月经期间的运动量应该减少,并注意保暖;运动过程中注意保护自己,尽量减少身体上的碰撞。

(二)小腿抽筋

在马拉松比赛中有时会出现小腿抽筋或小腿肌肉长时间不自主收缩的现象。原因是准备活动做得不充分,比赛时肌肉从静止状态突然进入比较剧烈的运动状态,小腿肌肉不能马上适应,尤其在气温比较低的情况下,腿部肌肉突然受到寒冷刺激或由于身体大量出汗体内液体和电解质大量丢失而引起小腿抽筋。比赛中若出现小腿抽筋应该马上减慢速度并逐渐停下来,可以在地上坐平,双手伸直触摸脚趾,用手紧紧地抓牢发作腿的大脚趾,向上反扳,并且保持膝盖紧贴地面伸直,稍许便可恢复正常。可以按摩小腿痉挛处,如果不能缓解应进入救护站处理。

此外,赛前准备活动一定要做得充分,要达到身体发热的效果,天气冷时要适当延长准备时间,注意小腿保暖,要加强体育锻炼,必要时补充一些维生素 E 并适当补钙。

(三)踝关节扭伤

踝关节扭伤俗称"崴脚",是比赛中经常遇到的一种运动损伤,踝关节扭伤会造成踝关节周围的肌肉、韧带等软组织撕裂,出现淤血、肿胀、疼痛等症状。原因是准备活动不充分,跑步技术不正确,注意力不集中,路面不平及其他的影响等。预防踝关节扭伤的关键是做好充分的准备活动,提高运动技能,在比赛中提高安全意识,集中注意力以及平时加强对踝关节的锻炼。比赛中一旦出现踝关节扭伤,一般应退出比赛,进入救护站进行治疗。

(四)肌肉拉伤

肌肉拉伤,是肌肉在运动中急剧收缩或过度牵拉引起的损伤。肌肉拉伤后,拉伤部位剧痛,用手可摸到肌肉紧张形成的索条状硬块,触痛明显,局部肿胀或皮下出血,活动明显受到限制。准备活动不当,训练水平不够,疲劳,错误的技术动作或运动时注意力不集中,动作过猛或粗暴,气温过低湿度太大,场地或器械的质量不良等都可以引起肌肉拉伤。比赛中如果出现肌肉拉伤,一般应退出比赛,进入救护站进行治疗。为了防止比赛中出现肌肉拉伤,在赛前要做好充分的准备活动,尤其要活动开下肢。体质较弱、训练水平不高的人员在比赛中要量力而行,不要速度过快,注意正确的技术动作。

(五)运动性猝死

运动性猝死是指有或无症状的运动员和进行体育锻炼的人在运动中或运动后24h内意外死亡。运动性猝死不是由运动这个单一因素导致的,而是由运动和潜在的心脏病共同引起的致死性心律失常所致。

运动性猝死发作突然,病程急,病情严重,难以救治,运动猝死尽管发生概率很低,但却是运动医学领域所面临的最严重的问题之一,对体育运动的发展有着重大的负面影响。对于参赛者来说,要重视和加强健康检查,特别是心血管系统的严格监测检查,对运动员进行定期健康检查包括常规体检和赛前体检,以及心电图检查等。在运动中若出现胸闷、胸痛、胸部压迫感、头痛、极度疲劳和不适等先兆症状应引起足够的重视。

(六)昏厥

昏厥是指因短暂的全脑血流量突然减少,一过性大脑供血或供氧不足,以致网状结构功能受抑制而引起意识丧失,历时数秒至数分钟,发作时不能保持姿势张力,故不能站立而晕倒,但恢复较快。常见面色苍白、四肢湿冷、出冷汗、头晕、恶心、心搏急速、脉搏细弱、呼吸表浅甚至昏迷不醒等症状,这些症状可能发生在昏厥之前或当中。处理方法是将患者置于头低足高位,保证脑组织有尽可能多的血液供应量,维持畅通的气道和松开衣物,尤其是颈部衣物,如果患者呕吐,应让他侧卧防止堵塞呼吸道。经过上述处理,患者清醒后应送救护站治疗。

二、马拉松比赛的注意事项

(一)赛前准备

马拉松这项运动很耗费体力,所以在比赛前后需要做足充分的准备。

(1)赛前准备活动一定要做充分。马拉松运动是长距离有氧运动,赛前必须刺激运动中枢神经的兴奋灶,使体温升高,提高肌肉协调性、伸展性和弹性,降低肌肉黏滞性。

(2)注意赛前饮食。赛前多吃果蔬、保证睡眠;多吃单糖类食品,不吃垃圾食品如油炸食品;不要食用太多主食,赛前要排空大小便,做到"轻装上阵"。

(3)一定要消除紧张情绪,保证充足睡眠,避免体力及能量消耗。

(二)赛中及时补充生理盐水

比赛时喝生理盐水,最好含有少量盐分、糖分,及时补充大量流失的盐分和各种微量元素,保持充沛的体力。

（三）赛后放松

比赛结束后应变为小步慢跑,逐步停止,不要突然停止,然后进行全身放松活动。

第二节　羽毛球项目的损伤及其预防

羽毛球是一项室内、室外兼顾的运动。依据参与的人数,可以分为单打与双打,羽毛球运动对选手的体格要求并不是很高,却比较注重耐力,不停地进行脚步移动、跳跃、转体、挥拍,合理地运用各种击球技术和步法将球在场上往返对击。羽毛球运动中常见的运动损伤包括肘关节内外侧软组织损伤、三角纤维软骨盘损伤、肩部损伤、腰部损伤以及髌骨劳损。

一、肘关节内外侧软组织损伤

（一）病因与病理

在羽毛球运动中,肘关节内外侧软组织损伤发生率约占总损伤的 6% 左右(内侧高于外侧)。

羽毛球正手扣杀或击球过程中出现错误的技术动作,特别是在上臂外展,肘关节屈曲 90°,肘部低于肩部时进行羽毛球的扣杀动作。其次是突然或是猛烈做前臂旋前和屈腕的主动收缩或肘关节爆发或过伸,肌肉和韧带不能适应动作的冲击力。其他的致伤原因还有局部负荷过度、肌肉疲劳、准备活动不充分,如正手回击和扣杀时,羽毛球拍的反作用力或进行大力打击球时所致的肘关节爆发或过伸,或者抽球、扣杀时的屈腕动作。而肘关节外侧软组织损伤主要是反拍扣杀,抽打训练过多,肌肉性能差,准备活动不充分,局部存在滑囊炎等因素所致,损伤原理为伸肌群突然收缩,使肌肉或关节囊韧带受到剧烈牵拉或因经常做前臂的旋后或伸腕动作,深层组织反复摩擦、挤压造成局部劳损性病变,滑囊的过分刺激而引起。

（二）症状与诊断

羽毛球运动的急性损伤者,伤后即觉手肘内、外侧剧烈疼痛,局部出现水肿,甚至于出现皮下淤血的症状,肘关节活动受到损伤限制,做伸肘或屈肘运动时疼痛加剧。慢性损伤者,肘部无明显的外在症状,压迫损伤部位疼痛明显,做肘关节被动外展、外旋或屈肘、屈腕,前臂旋前抗阻力收缩活动,或做腕关节背伸、前臂旋后抗阻力活动和肘关节稍弯曲,腕关节尽量掌屈,然后前臂旋前并逐渐伸直时,均可出现疼痛明显加重。检查发现肘关节有松动,侧扳肘关节间隙加宽或外内翻角度增加,或出现肌肉上端有凹陷或裂隙等现象,则可诊断为肌肉韧带完全断裂。

（三）防治措施

运动前要做好准备活动,合理安排运动量,避免肘部过度运动。比赛和练习后,要加强肘部按摩,消除疲劳,提高肘部运动能力。

损伤的治疗分为急性损伤期的治疗和损伤后的治疗。急性损伤期应立即限制肘关节运动,损伤早期可采取局部冷敷、加压包扎、外敷新伤药的措施。损伤后的 24～48h 内,可根据损伤状况采取理疗、按摩、外敷中药的治疗措施。对慢性损伤者,应以理疗、按摩、针灸治疗为主,对有肌肉韧带断裂或伴有撕脱骨折者,宜进行手术缝合术等。在伤后练习与康复安排时,急性期要停止进行容易再伤或加重损伤的一些活动,如正反手的扣杀、抽球等,要等到损伤部位已基本没有疼痛后,才可进行运动量和强度逐渐增加的练习,一般需 2~3 周的时间。在伤后练习与康复时,应佩戴保护装置,如护肘、弹力绷带等,要加强前臂肌肉群的力量练习和伸展性练习。

对肘内侧软组织损伤,特别是肘关节有一定松弛者,进入正式练习的时间应适当延长,否则很容易造成再度损伤,甚至骨关节病。

二、三角纤维软骨盘损伤

三角纤维软骨盘连接桡骨和尺骨远端的主要结构,在羽毛球运动的腕部损伤中,其损伤发生率约占整个羽毛球运动损伤的 3% 左右。

(一)病因与病理

羽毛球运动中,腕部三角纤维软骨盘损伤的发生,绝大多数是由于慢性损伤或运动劳损所致。主要是因练习中前臂和腕部反复旋转,负荷过度,使软骨盘长期受到摩擦以及桡尺远侧关节受到过度的牵拉。而准备活动不充分、握拍或击球动作不规范、前臂与腕关节柔韧素质较差等也是造成损伤的原因。羽毛球急性损伤大多是因运动不慎导致摔倒,手掌应急撑地而致,该损伤的原理是由于前臂极度旋转,尤其是在腕背伸下的旋前时,会使尺桡骨的远端趋向分离,三角纤维软骨盘会被拉紧、扭动,如果旋转力或剪力作用过大,就会使三角纤维软骨盘的附着处撕断或分离甚至使软骨盘撕裂,而桡尺远侧关节间也可产生不同程度的扭伤、分离或脱位。在羽毛球运动的过程中,握拍手的前臂与腕部,在完成各种击球级技术动作时,往往需要处在上述力学作用的状态下,因为三角纤维软骨盘和桡尺远侧关节的受损概率很大。

(二)症状与诊断

运动损伤者往往会感到腕关节尺侧或腕关节内疼痛,腕部感到软弱无力,当前臂或腕部做旋转活动时,疼痛会加重。对其进行检查时腕部无肿胀,压痛点多局限于尺骨茎突远方的关节间隙处和桡尺远侧关节背侧间隙部。做腕关节背伸时,尺侧倾斜受压即可出现疼痛,如有桡尺远侧关节松弛或半脱位、脱位,则可发现尺骨小头明显地在腕背部隆起,推之活动范围明显增加,按之可见平、松手又再见隆起,握力检查有减退。腕软骨盘旋转挤压试验,将患者腕关节极度掌屈,并旋前尺侧偏,然后旋转挤压,不断顶撞尺骨小头。患者尺骨小头远端出现疼痛或响声为阳性,提示腕三角纤维软骨盘损伤。

(三)防治措施

三角纤维软骨盘损伤的治疗措施包括及时暂停或控制腕部运动,将前臂用绷带固定于中立位,并限制腕与前臂的旋转活动,局部外敷消肿止痛药,关节内注射肾上腺皮质激素类药物,如有尺骨小头向背侧隆起者,则须用压垫加压固定。

急性损伤者应暂停腕部活动,特别是腕部旋转活动,损伤组织修复、愈合后才可进行腕部正常练习活动,一般需 3~4 周。在腕关节屈伸和支撑动作无疼痛后,可逐渐加入腕与前臂的旋转动作,练习时必须佩戴保护支持带。慢性损伤者进行练习时,所佩戴的保护带应对腕关节背伸和旋转活动有较大限制,如带上护腕或在护腕外加弹力绷带加以包扎,以防止训练再受伤。

合理安排腕部的局部负荷,加强前臂与手腕的力量练习和柔韧性练习,佩戴护腕,做好局部准备活动,改进和提高握拍和击球技术等。

三、肩袖损伤

羽毛球运动中极易发生肩部软组织损伤,其中又以肩袖损伤最为常见,约占肩部损伤的8.0%,肩袖损伤约占整个羽毛球运动损伤的14%。

(一)病因与病理

肩袖损伤的发生可由一次急性损伤而引起,因未及时彻底治疗而继续受损,以致逐渐转变为慢性损伤。一些伤者因肩关节长期反复旋转或超常范围的活动,引起肩袖肌腱受到肱骨头与肩峰或喙肩韧带的不断挤压、摩擦,肌腱的长期磨损,使其微细损伤,逐渐劳损和退行性变而引起。另外,技术动作错误或准备活动不充分,肩部肌肉力量差、肩关节柔韧性不佳等因素也是促进肩袖损伤的因素。

(二)症状与诊断

多数病例有一次或多次外伤史,部分患者无明显外伤史,症状渐起;多为肩外侧痛,可向三角肌上部或颈部放射,在肩关节外展或同时伴有内外旋时往往出现疼痛;在肩峰下肱骨大结节处有压痛。急性患者可有局部肿胀;外展和外旋抗阻力试验呈阳性。

(三)防治措施

理疗、针灸、按摩、外敷伤药膏或局部药物封闭注射等,都可取得较好的效果。

急性损伤者应将上臂在外展 30°固定休息。急性损伤或慢性损伤急性发作的伤者应适当休息,避免肩部超范围急剧转动活动或专项技术练习。急性期后应尽早开始肩关节的绕环及旋转活动,但锻炼应循序渐进,慢性损伤者可从事肩部的各方活动,但应避免引起疼痛或加重损伤的动作。为加强肩部肌肉力量,可采用上肢外展 80°～90°的屈肘负重静力练习,负荷重量因人而异,逐渐递增,时间以 30s 到 1min 或以不能坚持为止。

此外,要充分做好准备活动;及时纠正错误动作;注意发展肩部肌肉力量和肩关节的柔韧性,特别要加强肩部小肌肉群的练习;合理安排局部负担量等。

四、腰部损伤

腰部损伤指腰臀肌肉、筋膜、韧带或椎间关节等软组织损伤,俗称"腰肌劳损"。占整个羽毛球运动损伤的 11%左右。

(一)病因与病理

腰部损伤的患者大多是由于局部劳损或慢性细微损伤而逐渐积累形成的。而腰部活动过于频繁,腰部负荷量过大,动作爆发用力超越腰部所能承受的能力,动作超越脊柱的功能范围,再加上肌肉力量差,便容易造成急性损伤。而腰部损伤后,未及时、彻底治愈,训练时又不注意自我保护,则容易使急性损伤逐渐转化成慢性损伤。

(二)症状与诊断

腰部损伤的诊断症状有疼痛,轻伤时常无疼痛,过后或次日晨起时觉腰痛,重伤后立即感觉疼痛,甚至在发生扭伤一瞬间,疼痛较剧烈。若腰痛伴有小腿或足部放射痛,在胸腹内压力改变(如咳嗽、打喷嚏、排便)时窜痛、麻木加重,则有可能是腰椎间盘髓核突出症。脊柱生理弯曲改变,可出现侧弯,腰曲减小或消失。腰部活动障碍和肌肉痉挛,如腰背肌拉伤,在弯腰和侧屈时疼痛,并抗阻,伸脊柱活动时出现伤处疼痛。椎间关节扭伤或错位,椎间盘髓核突出症的患者,常伴有患部棘突偏离正中线。

（三）防治措施

腰部劳损的物理疗法有针灸、按摩、外敷新伤药、内服跌打伤药,必要时可采用局部封闭等。急性疼痛期,要进行及时治疗,卧床休息,避免重复受伤,防止劳损症状的形成。腰部损伤康复练习时,要在护腰带保护下进行,练后腰痛加重者,应暂行专项练习,练习后疼痛无明显加重者,可按原计划进行练习。康复练习以加强躯干肌的力量和柔韧性为主,同时也要重视相关肌肉的锻炼(如腹肌、两侧躯干肌等)。另外,练习前要做好局部准备活动,练习后做好放松与恢复,如热敷、按摩、伸展动作等。

腰肌劳损的防护措施主要有以下几点:做好充分的准备活动,使腰部肌肉的力量和协调性得到提高;运动时要集中注意力,做羽毛球扣杀动作时肌肉不要完全放松,保持一定的紧张度;掌握正确的羽毛球技术动作;加强腰部肌肉力量和伸展性的锻炼,同时还要加强腹肌练习,避免脊柱及韧带的损伤。

五、髌骨劳损

髌骨劳损在羽毛球运动中的发生率很高,是膝关节常见的一种运动损伤,约占整个羽毛球运动损伤的 13%,占羽毛球膝关节损伤的 75%,髌骨劳损会给羽毛球参与者带来较大的影响。

（一）病因与病理

髌骨劳损的少数病例是由于一次性的膝关节损伤,如受到猛烈撞击(摔倒、膝跪地等)或膝关节扭伤引起,绝大多数是由于膝关节在半蹲位状态下活动频繁,负荷过大,使髌骨关节软骨面受到反复摩擦、超量负荷或细微损伤而造成,从而引起一系列的病理变化。另外,准备活动不充分,膝关节周围肌肉力量不足,平时不注意保护膝关节,则更易诱发髌骨劳损。

（二）症状与诊断

膝关节无力、发软、疼痛,髌骨边缘有指压痛,髌骨压迫痛,伸膝抗阻痛,部分伤者可有髌骨摩擦试验阳性。

（三）防治措施

应采取积极的练治结合康复措施。常用的治疗手段有物理疗法(红外线照射、超短波等)、中草药外敷、针灸与按摩下肢和膝关节周围,必要时可在关节腔内或痛点处注射肾上腺皮质激素类药物。

羽毛球运动员髌骨劳损后,应根据损伤的程度合理安排伤后练习,要治练结合。对有膝无力、酸痛、活动后症状消失的轻度伤者,可加强膝功能锻炼,适量调整膝关节负荷较大的专项练习。对半蹲时疼痛,活动后症状减轻,锻炼后加重,休息后又减轻的中等程度伤者,在不加重髌骨损伤的前提下,增加中等强度的膝部功能练习,尽量不做膝关节负荷较大的练习。对膝关节疼痛明显,甚至走路都疼痛的重度伤者,应停止膝部专项练习,不能进行半蹲位的发力动作,可以进行静力半蹲或"站桩"等膝关节功能练习。膝关节的准备活动要充分。练习内容要多样化,不使膝关节过度疲劳。锻炼后应充分放松并自我按摩,加强自我保护并加强膝关节周围肌肉的锻炼。

第三节　游泳项目的损伤及其预防

游泳运动主要包括自由泳、蝶泳、仰泳和蛙泳 4 种泳式,也是四大基本项目。泳式不同,技术要求不同,运动时发生的损伤也不同。游泳的运动损伤多为劳损性损伤,损伤部位以腰、肩、膝、踝、颈、腕为主,故有游泳肩、蛙泳膝、游泳踝等损伤症状。由于水的浮力作用,游泳运动损伤的发病率比其他项目少,损伤部位依次为腰背、四肢、肩颈、骨盆,且多为慢性或急性转慢性损伤。

一、损伤特点

游泳的任何姿势都需要腰部肌肉维持身体平衡、控制方向,故游泳运动腰部损伤较为常见;游泳运动需要大腿带动膝部运动打水,膝部容易发生滑囊炎,在游泳动作中,踝关节常会处在极度背屈或跖屈位,很容易发生腱鞘炎。各种游泳姿势除了游泳通病,还有各自特有的损伤:仰泳、蝶泳等对肩的要求高,肩的反复旋转、摩擦容易导致肩袖肌、肱二头肌与喙肩韧带损伤,引起肩撞击综合征等疾病;蛙泳的蹬夹水动作中,膝外翻、小腿外展伴外旋情况下突然发力,容易造成膝关节内侧副韧带与半月板损伤,甚至可引起交叉韧带损伤。

（一）准备活动不足

在游泳正式训练前,忽视全身关节的准备活动,因而在训练中动作僵硬、不协调而致伤。

（二）技术动作不规范

错误的划水、蹬夹水、打水或移臂技术动作,会违反机体形态结构特点和生物力学原理而导致损伤。

（三）负荷过重

长时间采用单一的蹬腿或划水练习的局部负担以及有时动作速度过快,用力过猛均能导致损伤。

（四）缺乏放松练习

训练时关节肌群负荷过重,训练后缺乏放松练习和牵引练习,往往造成肌肉疲劳积累及肌肉僵硬,在连续训练时受伤。

二、预防方法

（1）游泳运动中一旦发现损伤,必须减小运动负荷或停止训练,采取积极的治疗措施,处理好治疗和训练的关系,避免同一部位反复损伤造成劳损。

（2）教练员应结合理论知识,根据运动员身心特点,科学合理地安排运动负荷和运动强度,采取手腿交替泳式穿插进行训练,避免局部负担过重而引起肩、膝关节损伤。

（3）训练和比赛前应加强易受伤部位的准备活动,以适应训练和比赛的需要。

（4）提高运动员自我控制和调整运动负荷的能力,及时了解运动员伤情,做到早诊断、早治疗。

（5）定期对运动员进行体检,做好医疗保健和医务监督工作,并将所得信息及时反馈给教练员,供调整和修改训练计划时参考。

（6）教练员与科研工作者应密切合作，共同制定预防肩、膝关节损伤的有效措施，科学掌握游泳运动训练中负荷量和负荷强度，加强对受伤运动员的跟踪监测工作。

第四节　足球项目的损伤及其预防

足球运动除守门员外，是使用下肢运动的特殊运动项目，故足球运动损伤多集中在下肢，国外有资料显示足球运动是急性创伤发生率最高的项目，其中轻者可为皮肤擦伤，重者可为骨折、关节脱位及内脏破裂。在足球运动中，急性创伤除一般的擦伤和挫伤外，最为常见的是踝关节扭伤，其次是大腿前后肌肉拉伤、挫伤，再次是膝关节的创伤。随着足球运动的不断发展，膝关节联合损伤（侧副韧带、半月板及交叉韧带同时损伤）的发生率有上升的趋势。

足球运动中慢性创伤中发生率最高的是足球踝撞击性骨赘，亦称骨性关节炎，主要是由踝关节局部劳损所致，X线片显示踝关节前后骨质增生。其次髌骨软骨病也很常见。

一、足球运动损伤的原因

（一）对手犯规和不慎造成损伤

由于足球运动的特点，足球运动员将粗野动作当成勇敢顽强，把犯规动作当成合理踢球，于是乱冲乱撞，踢、拉、绊、背后铲人和铲球并用，由此造成创伤。值得注意的是，由于竞技赛事的需要，更增加了运动员犯规和不慎造成对手损伤的可能。

（二）足球技术动作不正确造成损伤

在足球训练或比赛中，经常可以看到由于基本技术掌握得不牢固，如运控球时因踩球而摔倒，踢球时脚踢到地面等，及各种踢球的动作和发力、头顶球的部位、胸腹停球的动作、抢截球的基本概念，以及守门员的扑、接球姿势不正确而造成创伤。

（三）自我保护意识不强造成损伤

由于自我保护的意识及能力不足，在对方已出脚或动作已发生时，不知道或做不到及时收脚或制动闪避而发生碰撞，造成损伤的现象也较为常见。

（四）身体素质不足造成损伤

足球技术动作较复杂，需要运动员经常改变体位，在非正常状态下完成动作。足球技术、战术练习及比赛中，由于各类因素的影响，运动员下肢各关节、肌肉的力量和柔韧性较差，急停、急起、突然变向时，由于膝、踝等关节受到运动方向和力的变化，使下肢关节的负荷加重，时间一长，就会导致膝关节交叉韧带或侧副韧带等撕裂。

二、常见足球项目的运动损伤

（一）擦伤和挫伤

运动员在进行激烈的比赛时，由于对比赛的重视，经常在比赛的时候采取犯规的动作，如拉人、绊人等。还有在对方铲球时由于启身速度过快经常会造成损伤。一般发生的部位是四肢、面部等部位。

（二）拉伤

肌肉拉伤往往是在外力直接或间接作用下，肌肉过度收缩或被动拉长而导致肌纤维断裂。足球运动中拉伤所发生的主要部位通常是在腿前、后肌群和小腿三头肌，多见于起动冲刺、射门、长传、急停变向等动作中。造成拉伤的原因多是由于准备活动不充分,肌肉的生理功能尚未达到适应高强度活动的需求状态。身体训练水平不够,肌肉的弹性、伸展性、肌力差,疲劳状态下肌肉机能下降等是造成肌肉拉伤的原因。

（三）扭伤

扭伤通常发生在关节韧带处,在外力作用下使关节发生超常范围活动而造成关节内外侧韧带的闭合性损伤。这一类伤最容易出现的部位通常是踝关节外侧韧带、膝关节内侧韧带等。发生扭伤的原因主要是场地不平、技术动作错误、踩脚,遇到突然情况时的急停、急跳,对方冲撞等。

（四）抽筋

人们常说的抽筋,又称肌肉痉挛,是由于肌肉失去正常调节功能后不由自主地强直性收缩的一种反应。在足球运动中,这种抽筋现象更多地出现在小腿腓肠肌处。造成抽筋的原因可能是因奔跑过多,肌肉过于疲劳;或因出汗过多,盐分丧失超量;或因天冷肌肉发僵,受突然动作的强刺激等。

（五）骨折

骨的完整性遭到破坏（骨断或骨裂）称为骨折。骨折是足球运动中较为严重的损伤,骨折可分为闭合性骨折（即骨折断端与外界不相通）和开放性骨折（骨折断端与外界相通）,其发生率较低。主要发生部位在小腿腓骨、膝前髌骨、足外踝、锁骨以及肘部鹰嘴等部位。如拿球突破切入时被绊倒跪地引起髌骨骨折、守门员扑球时摔倒造成锁骨骨折或者是"对脚"引起胫腓骨骨折等。

三、常见运动损伤的处理

运动损伤发生后,现场的紧急处理非常重要,处理得当可减少伤后的并发症,加快损伤的康复。在治疗过程中,排除骨裂、骨折、肿瘤等情况后,对软组织损伤者施以推拿治疗。一般的处理原则是急性损伤者 48h 内采取冷敷、制动、加压包扎等措施;48h 后施以力量适中的点和面的摩、揉、搓、按、揉、叩、抓提、弹拨等手法治疗,以消肿散瘀、舒筋活血、镇静止痛、恢复功能。对慢性劳损患者,以痛点为中心,大面积地施以适中或重力的摩、推、抹、按、揉、牵拉、抖等手法治疗,目的是直接松筋解挛、剥离粘连、开塞通窍、镇静止痛、恢复功能。按摩时间为每天 1 次,每次 30~40min。

四、运动损伤的预防

（1）根据足球运动的特点,以及运动损伤发生的原因,采取针对性的措施加以预防,就能避免和减少运动损伤的发生。

（2）加强足球运动员的体育道德教育,树立正确的运动动机,使运动员分清勇敢与粗野的区别,杜绝故意犯规的行为。

（3）重视运动员的身体素质,尤其是下肢各关节、肌肉的力量和柔韧性,并利用一些足球专项身体素质的练习方法,加强对易伤部位的练习。

（4）有效改善足球场地设施,加强对场地的管理和维护。

（5）加强运动员体育健康知识的教育,提高运动员的自我保护意识及能力,养成良好的体育卫生习惯。

参考文献

[1]王广兰,汪学红.运动损伤防护与急救[M].武汉:华中科技大学出版社,2018.

[2]林嘉志,安毅,刘远.运动损伤及预防机制[M].长春:吉林大学出版社,2018.

[3]杨杰,王淼.马拉松运动与运动损伤[M].上海:上海人民出版社,2017.

[4](瑞典)拉尔斯·彼得松(Lars Peterson),(瑞典)佩尔·伦斯特伦(Per Renstrom).运动损伤学预防、治疗与康复[M].郑州:河南科学技术出版社,2019.

[5](日)金谷文则.肩·肘运动损伤的治疗[M].郑州:河南科学技术出版社,2014.

[6]刘阳.新编实用运动损伤学[M].北京:科学技术文献出版社,2014.

[7]赵斌.运动损伤预防与处理[M].3版.桂林:广西师范大学出版社,2014.

[8](美)约翰·加卢西,曹洪辉,卢卫忠.足球运动损伤预防与治疗:运动员、父母和教练最佳操作指南[M].天津:天津科技翻译出版公司,2019.

[9]徐建武,闫汝蕴.膝关节运动损伤康复学[M].北京:军事医学科学出版社,2014.

[10]王雪松.髋部与骨盆运动损伤[M].北京:人民军医出版社,2012.

[11]于德淮.运动损伤防与治[M].沈阳:辽宁科学技术出版社,2010.

[12]王国祥,王琳.运动损伤与康复[M].北京:高等教育出版社,2019.

[13]黎鹰.运动损伤与预防[M].杭州:浙江大学出版社,2019.

[14](美)安德鲁·C.赫克特(Andrew C. Hecht).脊柱运动损伤[M].杭州:浙江大学出版社,2019.

[15]杨天放.图解运动损伤常识应急处置防护与贴扎[M].上海:上海财经大学出版社,2018.

[16]布拉德·沃克.运动损伤解剖学[M].北京:北京体育大学出版社,2018.

[17]张晓曦.体育运动损伤与康复训练研究[M].成都:电子科技大学出版社,2018.

[18]于勇.运动锻炼与健身研究[M].北京:九州出版社,2018.

[19]贺道远,宋经保.运动健身理论与方法[M].武汉:武汉大学出版社,2018.

[20](美)罗伯特·S.高特林.运动损伤的预防、治疗与恢复[M].北京:人民邮电出版社,2017.

[21]廖远朋.乒乓球运动常见损伤的预防及治疗[M].北京:科学出版社,2017.

[22]袁志斌,张山佳,郑秀丽.运动损伤预防与治疗系统化研究[M].长春:吉林大学出版社,2016.

[23]邹克扬,贾敏.运动性损伤治疗[M].北京:北京师范大学出版社,2015.

[24]贺西京,裴福兴,田伟.运动系统损伤与疾病[M].北京:人民卫生出版社,2015.

[25]赵斌.运动损伤预防与处理[M].桂林:广西师范大学出版社,2013.